Mohamed Zouch

Tissue osseux et exercice physique : de l'enfant à la personne âgée

Mohamed Zouch

Tissue osseux et exercice physique : de l'enfant à la personne âgée

Os et sport

Presses Académiques Francophones

Impressum / Mentions légales

Bibliografische Information der Deutschen Nationalbibliothek: Die Deutsche Nationalbibliothek verzeichnet diese Publikation in der Deutschen Nationalbibliografie; detaillierte bibliografische Daten sind im Internet über http://dnb.d-nb.de abrufbar.

Alle in diesem Buch genannten Marken und Produktnamen unterliegen warenzeichen-, marken- oder patentrechtlichem Schutz bzw. sind Warenzeichen oder eingetragene Warenzeichen der jeweiligen Inhaber. Die Wiedergabe von Marken, Produktnamen, Gebrauchsnamen, Handelsnamen, Warenbezeichnungen u.s.w. in diesem Werk berechtigt auch ohne besondere Kennzeichnung nicht zu der Annahme, dass solche Namen im Sinne der Warenzeichen- und Markenschutzgesetzgebung als frei zu betrachten wären und daher von jedermann benutzt werden dürften.

Information bibliographique publiée par la Deutsche Nationalbibliothek: La Deutsche Nationalbibliothek inscrit cette publication à la Deutsche Nationalbibliografie; des données bibliographiques détaillées sont disponibles sur internet à l'adresse http://dnb.d-nb.de.

Toutes marques et noms de produits mentionnés dans ce livre demeurent sous la protection des marques, des marques déposées et des brevets, et sont des marques ou des marques déposées de leurs détenteurs respectifs. L'utilisation des marques, noms de produits, noms communs, noms commerciaux, descriptions de produits, etc, même sans qu'ils soient mentionnés de façon particulière dans ce livre ne signifie en aucune façon que ces noms peuvent être utilisés sans restriction à l'égard de la législation pour la protection des marques et des marques déposées et pourraient donc être utilisés par quiconque.

Coverbild / Photo de couverture: www.ingimage.com

Verlag / Editeur:
Presses Académiques Francophones
ist ein Imprint der / est une marque déposée de
OmniScriptum GmbH & Co. KG
Heinrich-Böcking-Str. 6-8, 66121 Saarbrücken, Deutschland / Allemagne
Email: info@presses-academiques.com

Herstellung: siehe letzte Seite /
Impression: voir la dernière page
ISBN: 978-3-8381-4913-4

Zugl. / Agréé par: Université Jean Monnet de St-Etienne, Février 2007

Copyright / Droit d'auteur © 2014 OmniScriptum GmbH & Co. KG
Alle Rechte vorbehalten. / Tous droits réservés. Saarbrücken 2014

TABLE DES MATIERES

INTRODUCTION ....- 2 -

I. PHYSIOLOGIE DE L'OS ....- 4 -

I-1. La composition du tissu osseux .... - 4 -
    I-1.1. Généralités .... - 4 -
    I-1.2. L'anatomie du tissu osseux .... - 4 -
        I-1.2.1. L'os cortical .... - 5 -
        I-1.2.2. L'os trabéculaire .... - 6 -
    I-1.3. La matrice osseuse : fibres et protéines de l'os .... - 6 -
    I-1.4. La Fraction minérale .... - 8 -
    I-1.5. Les cellules osseuses .... - 9 -

I-2. Le modelage osseux .... - 14 -
    I-2-1 L'ossification enchondrale .... - 14 -
    I-2.2. L'ossification intra-membranaire .... - 16 -
    I-2.3. La croissance en longueur .... - 16 -
    I-2.4. La croissance en épaisseur .... - 17 -

I-3 Le remodelage osseux .... - 18 -
    I-3.1. Concept .... - 18 -
    I-3.2. Rôle du remodelage osseux .... - 21 -
    I-3.3. Les facteurs systémiques et locaux du remodelage osseux .... - 21 -
        I-3.3.1. Les facteurs Systémiques .... - 22 -
        I-3.3.2. Les facteurs locaux .... - 24 -
    I-3.4. Les Marqueurs biochimiques du remodelage osseux .... - 30 -
        I-3.4.1. Les marqueurs de formation osseuse .... - 30 -
        I-3.4.2. Les Marqueurs de résorption osseuse .... - 31 -

I-4. Le capital osseux et ses facteurs de contrôle .... - 33 -
    I-4.1. L'évolution du capital osseux au cours de la vie .... - 33 -
    I-4-2- Les facteurs déterminant le pic de masse osseuse .... - 35 -
        I-4.2.1. Les facteurs génétiques .... - 35 -
        I-4.2.2. Les facteurs alimentaires .... - 36 -
        I-4.2.3. Les facteurs hormonaux .... - 36 -
        I-4.2.4. Autres facteurs .... - 37 -

II-1. Les techniques de mesure 2D .... - 38 -
    II-1. 1. Les absorptiométries .... - 38 -
    II-1.2. Les techniques ultrasoniques .... - 39 -

II-2. Les techniques de mesure 3D .... - 40 -
    II-2.1. L'imagerie par Résonance Magnétique .... - 40 -
    II-2.2. La tomographie .... - 41 -
    II-2.3. Autres techniques .... - 44 -

III. L'OS ET LES CONTRAINTES MECANIQUES .... - 45 -

III-1. Le mécanisme d'action et d'adaptation à la contrainte .... - 45 -

III-2. Le tissu osseux et la diminution des charges mécaniques .... - 47 -
    III-2.1. Chez l'Homme .... - 48 -
        III-2.1.1. La microgravité .... - 48 -
        III-2.1.2. L'immobilisation .... - 49 -
        III-2.1.3. L'immobilisation des traumatisés médullaire .... - 50 -
    III-2.2. Chez l'animal .... - 50 -

III-3. Le tissu osseux et l'exercice physique .... - 52 -
    III-3.1. Chez l'animal .... - 52 -

III-3.2. Chez l'Homme .... - 55 -
   III-3.2.1. La réponse osseuse à l'exercice physique avant la puberté .... - 55 -
   III-3.2.2. La réponse osseuse à l'exercice physique pendant la puberté .... - 57 -
   III-3.2.3. La réponse osseuse à l'exercice physique chez l'adulte .... - 59 -
   III-3.2.4. La réponse osseuse à l'exercice physique chez le sujet âgé... - 60 -
  III-3.3. Les effets de différents sports sur le tissu osseux .... - 63 -
 III-4. Les autres composantes de la réponse osseuse.. *- 66 -*

OBJECTIFS .... - 67 -

PREMIER ARTICLE .... - 69 -

La pratique prolongée du football augmente le gain du contenu minéral osseux chez les garçons avant la puberté .... - 69 -

DEUXIEME ARTICLE .... - 94 -

Young Male Soccer Players Exhibit Additional Bone Mineral Acquisition During The Peripubertal Period: 1-Year Longitudinal Study.. - 94 -

TROISIEME ARTICLE .... - 115 -

Le golf est-il un sport adapté au squelette de la personne âgée ? Etude pilote évaluant la microarchitecture en 3 dimensions des os porteurs et non porteurs .... - 115 -

CONCLUSION GENERALE .... - 132 -

REFERENCES BIBLIOGRAPHIQUES .... - 135 -

INTRODUCTION

L'os de l'enfant sédentaire est soumis à un modelage permanent, présentant une balance positive entre l'activité de formation ostéoblastique et l'activité de résorption ostéoclastique. Cette balance reste positive jusqu'à la fin de la puberté permettant ainsi d'atteindre le capital osseux maximal qui diminuera par la suite avec l'âge sous l'effet d'un remodelage à bilan négatif. L'acquisition d'un capital insuffisant chez l'adolescent ou la diminution trop importante de la masse osseuse et/ou de la densité calcique chez l'adulte, augmente le risque, 20 à 50 ans après, d'atteindre un seuil fracturaire théorique en dessous duquel il existe un risque accru de fracture spontanée, ce qui définit l'ostéoporose.

Parmi les moyens envisagés pour prévenir la survenue de cette maladie, l'activité physique est maintenant admise comme un stimulateur du remodelage osseux et un facteur majeur d'acquisition d'un capital osseux élevé chez l'adolescent ou un ralentisseur du remodelage osseux chez l'adulte. En effet, les contraintes mécaniques du squelette déclenchent des signaux cellulaires qui pourraient permettent l'acquisition d'une bonne résistance osseuse [Frost H, 1997] [1]. En outre des études menées d'une part sur des anciennes footballeuses et gymnastes, et d'autre part sur des anciens joueurs de tennis professionnel, ont confirmé que la densité osseuse élevée acquise pendant l'adolescence subsiste plusieurs années après l'interruption de l'activité. Cela laisse espérer un effet positif de l'exercice sur le squelette à long terme, retardant ainsi l'âge moyen d'apparition de l'ostéoporose [Duppe H et coll, 1996] [2]. Chez les personnes âgées, la survenue des fractures ostéoporotiques est non seulement liée à la diminution de la densité minérale osseuse mais également au risque accru de chute. L'exercice physique (gymnastique, marche) ne semble pas toujours apporter un gain osseux significatif mais il pourrait permettre d'une part de prévenir la perte osseuse rapide et d'autre part d'améliorer le tonus musculaire, la fonction cardio-vasculaire et les postures [Lord SR et coll, 1996][3] limitant de ce fait le risque de fracture par chute.

Dans ce contexte, notre travail a donc comporté 3 étapes :

- La première était de vérifier que la pratique d'un sport particulièrement ostéogénique chez l'adulte, le football, est capable d'entrainer chez des garçons pré-pubères, une augmentation de masse osseuse au moins au niveau des os porteurs, dépendante de la durée d'application, ainsi que suivre son évolution dans le temps en période pré-pubertaire.

- La deuxième était de déterminer dans quelle période péripubertaire, la pratique du football est plus favorable pour l'acquisition d'une meilleure masse osseuse chez des garçons footballeurs.

- Enfin, nous avons voulu démontrer que la pratique d'un sport théoriquement adapté aux personnes âgées, le golf, pouvait augmenter la densité osseuse et modifier la microarchitecture osseuse à proximité ou au niveau des sites osseux périphériques les plus fréquemment touchés par la survenue de fractures ostéoporotiques, le poignet et la hanche.

I. PHYSIOLOGIE DE L'OS

I-1. La composition du tissu osseux

I-1.1. Généralités

Le tissu osseux est un tissu conjonctif hautement spécialisé comportant une substance organique minéralisée.

De par sa structure, le tissu osseux permet d'assurer :

► Des fonctions mécaniques: le squelette doit être suffisamment solide mais aussi élastique pour supporter les contraintes mécaniques. Le tissu osseux est aussi l'armature qui soutient et protège certains organes, il sert aussi de structure d'ancrage aux muscles

► Des fonctions biologiques : il maintient l'homéostasie des éléments minéraux car il constitue le plus grand réservoir de minéraux, notamment du phosphore et du calcium. Ce dernier est un ion jouant un rôle biologique important dans la vie cellulaire, la transmission nerveuse et la coagulation sanguine ; et son taux dans les liquides extra-cellulaires doit être constant imposant un système de régulation extrêmement précis

I-1.2. L'anatomie du tissu osseux

Au niveau du squelette, il existe, de par la microstructure des fibres collagéniques et du minéral osseux, deux types d'os : l'os fibreux et l'os lamellaire. L'os fibreux est déposé très rapidement. Il est caractéristique de l'os fœtal et des cals osseux qui se forment lors de réparation de fractures. Les fibres de collagène sont épaisses et sans organisation apparente. L'os fibreux est progressivement remplacé par l'os lamellaire. Le degré de minéralisation est alors plus faible mais l'organisation générale confère des propriétés mécaniques supérieures à celle de l'os fibreux. L'os lamellaire est constitué de couches successives de collagène disposées régulièrement. Deux types d'organisation existent dans les différents os du squelette:

I-1.2.1. L'os cortical

Appelé aussi os compact, il représente 80% de la masse totale osseuse. C'est un os dense, poreux organisé en structures cylindriques orientées le long de l'axe principal de l'os et construites autour des vaisseaux sanguins. Ces structures, appelés ostéons, résultent de l'activité de modelage au cours de la croissance et de remodelage chez l'adulte. L'os cortical constitue l'enveloppe de la plupart des os. Sa densité en fait un réservoir important de calcium mais il représente seulement 15% des surfaces accessibles aux échanges ce qui explique qu'il soit métaboliquement peu actif.

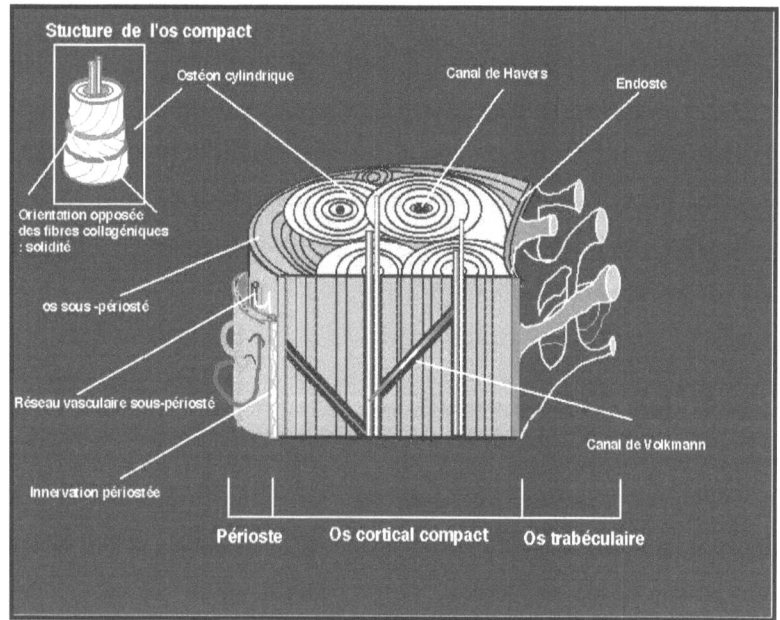

Figure 1: *Structure de l'os compact.*

I-1.2.2. L'os trabéculaire

Appelé aussi os spongieux, il est formé d'un réseau en trois dimensions de plaques osseuses reliées entre elles par des piliers et dont l'orientation est générée par les forces mécaniques qui s'exercent sur l'os. La géométrie et la distribution des plaques confèrent à l'os trabéculaire résistance et flexibilité. Ce type d'os est présent principalement au niveau des métaphyses des os longs, des os courts et dans les vertèbres. Cette structure de l'os trabéculaire permet à une large surface osseuse d'être en contact avec l'environnement et notamment avec la moelle osseuse. Cette zone de haute activité métabolique est la principale cible des hormones et des facteurs de régulation phosphocalcique.

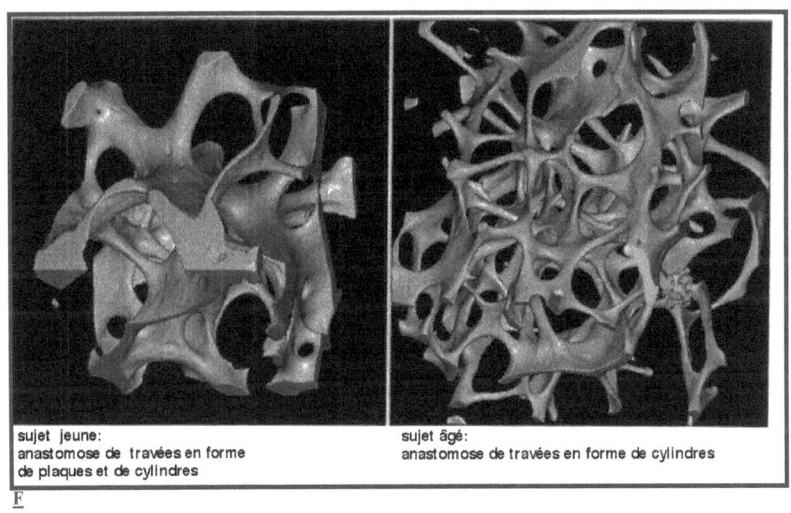

igure2: *Echantillons de tissu osseux trabéculaire (imagerie synchrotron).*

I-1.3. La matrice osseuse : fibres et protéines de l'os

La matrice extracellulaire osseuse est constituée de collagène de type I (90% de la matrice) et d'un ensemble de protéines non collagéniques (PNC) qui constitue 10% du tissu organique de l'os. Ces proportions sont variables en fonction de l'espèce et surtout du degré de maturation et de vieillissement de l'os, mais elles soulignent la faible abondance des PNC.

On peut schématiquement classer les PNC en 3 groupes :

- Les PNC osseuses proprement dites faisant partie intégrante de la matrice osseuse, synthétisées pour la plupart par les cellules osseuses.

- Les protéines plasmatiques, synthétisées dans d'autres organes et qui sont adsorbées par l'os.

- Les facteurs de croissance, synthétisés par les ostéoblastes ou les cellules médullaires.

Les PNC joueraient un rôle important dans la physiologie osseuse (mécanisme de minéralisation, chimiotactisme cellulaire et phénomène de couplage entre résorption et formation osseuse, etc.). Certaines entre elles pourraient intervenir dans la nucléation des cristaux hydroxyapatite (première étape de la minéralisation), phénomène propre des tissus durs (os, dentine) que l'on ne trouve pas pour les autres tissus conjonctifs (peau, tendon). A l'exception de la BSP II (Bone Sialoproteine II) et dans une moindre mesure de l'ostéocalcine, les protéines matricielles ne sont pas spécifiques de l'os mais pourrait moduler la prolifération et la différenciation des cellules osseuses. Certaines comme les Bone Sialoproteine, l'ostéopontine, la fibronectine, la SPARC / ostéonectine, les thrombospondines et la ténascine montrent en particulier des capacités d'haptotactisme et d'attachement cellulaire par leur séquence ARG-Gly-Asp (séquence RGD). Ces propriétés suggèrent un rôle dans le recrutement des cellules du tissu osseux et dans son remodelage **(Tableau 1)**.

Tableau 1: *Composition de la matrice organique du tissu osseux en % du poids total des protéines osseuses.*

1- LES PROTEINES NON-COLLAGENIQUES OSSEUSES	
Ostéocalcine	15 – 25%
Gla-protéine matricielle	2%
Ostéonectine	15 – 25%
Sialoprotéines	10%
Protéoglycannes	4%
Phosphoprotéines	9%
2- PROTEINES PLASMATIQUES	
Alpha2 HS-glycoprotéines	5 – 10%
Albumine	3%
Immunoglobulines	< 1%
Autres	20 – 30%
3- FACTEURS DE CROISSANCE	< 1%

I-1.4. La Fraction minérale

La phase minérale du tissu osseux est constitué principalement de cristaux d'hydroxyapatite (HAP), organisée grossièrement en plaques hexagonales et dont la formule est: $Ca_{10}(PO_4)_6(OH)_2$. La maille élémentaire du cristal est 15-30 Å x 50-100 Å x 400-500 Å où se répartissent les ions OH^-, Ca^{2+}, PO_4^{3-}. Cette grande surface de développement explique la rapidité des échanges calciques au niveau de l'os. Une partie des ions Ca^{2+}, PO_4^{3-} existe sous la forme de phosphate de calcium amorphe. Des noyaux d'HAP sont primitivement localisés dans les lacunes des microfibrilles, puisque la calcification s'étend à l'espace interfibrillaire. Cette fraction est beaucoup plus importante chez le sujet jeune que chez le sujet âgé. La phase minérale contient également des ions tels que le fluor, le sodium et le magnésium et aussi des nitrates, des citrates et des carbonates.

I-1.5. Les cellules osseuses

Le tissu osseux est caractérisé par la présence de trois grands types cellulaires : les ostéoblastes, les ostéoclastes et les ostéocytes. Le rôle de ces cellules osseuses est déterminé par l'existence d'un couplage lors du remodelage entre une activité de résorption et une activité de formation. Ainsi le remaniement du tissu osseux dépend étroitement de l'action des ostéoblastes qui édifient la substance osseuse et des ostéoclastes qui sont spécialisés dans la résorption du tissu osseux.

I-1.5.1. Les Ostéoclastes

Les ostéoclastes sont des cellules géantes (10 à 100 µm) multinuclées présentant la particularité d'avoir une bordure en brosse plissée au contact de laquelle la matrice osseuse est résorbée. La résorption débute par l'adhésion de l'ostéoclaste sur la travée osseuse avec constitution d'une "poche" hermétique entre membrane plissée et os dans laquelle l'ostéoclaste relargue entre autres des ions H+ grâce à une pompe à protons. Il s'ensuit une dissolution de la phase minérale du tissu osseux, suivie d'une phase de digestion de la matrice collagénique sous l'effet des cathepsines et des collagénases.

Ces cellules sont issues de cellules souches hématopoïétiques et dérivent d'un précurseur de la lignée monocyte/macrophage. La différenciation des ostéoclastes est un phénomène complexe conduisant dans un premier temps à la formation des pré-ostéoclastes qui fusionnent dans un second temps pour former des ostéoclastes actifs. Récemment, les molécules clés de la différenciation ostéoclastique ont été découvertes. Il s'agit du système Ostéoprotégérine/RANK qui explique en partie les phénomènes de couplage entre ostéoblastes et ostéoclastes [Hofbauer LC et coll, 2000][4]

I-1.5.2. Les Ostéoblastes

Ce sont des cellules mononuclées (20 à 30 µm). On les observe on monocouche continue dite « épithéloïde » dans les zones d'apposition osseuse et de minéralisation. Les ostéoblastes actifs ont une forme cuboïdale ; ils sont orientés perpendiculairement à la surface osseuse. Ils prennent une forme aplatie lorsqu'ils sont inactifs, on les appelle alors des cellules bordantes ou « lining cells ». L'ostéoblaste est la cellule chargée de la synthèse de la matrice osseuse constituée principalement de collagène de type I, déposé en couche parallèle à la surface osseuse puis associé aux protéines non collagéniques et aux protéoglycanes. La matrice nouvellement élaborée est appelée tissu ostéoïde. Après une période de maturation, le processus de minéralisation est initié. Le front de minéralisation est constitué de fibres de collagène entre lesquelles cristallisent des ions Ca^{2+} et $(PO_4)^{3-}$ apportés par la circulation sanguine ou provenant de la résorption osseuse. Ces cellules présentent une activité phosphatase alcaline élevée qui permet de les caractériser [Rodan GA et coll, 1992][5].

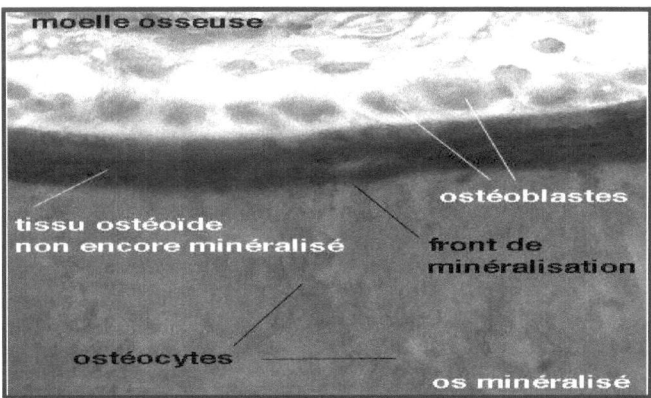

Figure 3 : *Morphologie des ostéoblastes humains in vivo (coloration de Goldner, X250).*

L'ostéoblaste mature provient de la prolifération de cellules souches mésenchymateuses ayant un pouvoir ostéogénique, appelées D.O.P.C (Determined Osteoblastic Precursor Cell). Cette description de l'origine des ostéoblastes accrédite l'hypothèse d'un précurseur commun pluripotent qui, par prolifération clonale et induction hormonale, se différencie en ostéoblastes. Les travaux d'Owen ont montré que les cellules du stroma médullaire peuvent donner naissance à des cellules fibroblastiques, adipeuse et chondroblastiques. Les lignées chondroblastiques et ostéoblastiques pourraient avoir un précurseur commun et la différenciation terminale pré-ostéoblaste-ostéoblaste serait sous la dépendance des facteurs physiques et biochimiques locaux [Owen TA et coll, 1995][6] (Figure 4).

L'activité des cellules ostéoblastiques est régulée comme pour toutes les cellules par un contrôle réciproque de la prolifération et de la différenciation cellulaire.

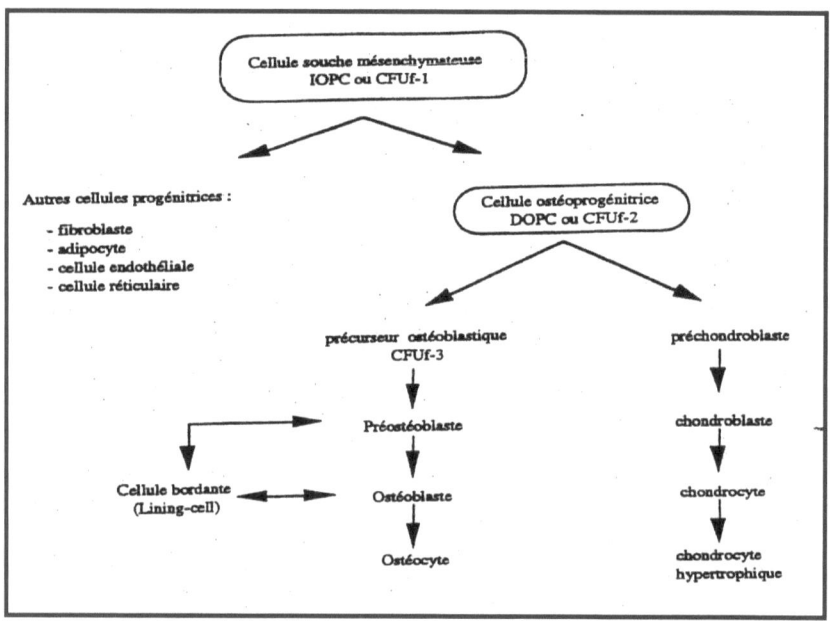

Figure 4 : *Etape de différenciation cellulaire à partir d'un précurseur commun [Owen et coll., 1995]*

I-1.5.3. Les Ostéocytes

Au fur et à mesure que la matrice est synthétisée et minéralisée, certains ostéoblastes sont emmurés dans l'ostéoïde et deviennent des ostéocytes (un ostéoblaste sur dix s'emmure). Ils sont situés dans des logettes ou ostéoplastes, reliés entre eux par les canicules. Ces cellules forment alors un syncitium fonctionnel intra-osseux relié aux cellules de surfaces (ostéoblastes et cellules bordantes) par des gap-jonctions. Ainsi ces cellules perçoivent et transmettent les information chimiques (ions et hormones) et mécaniques (mouvement de fluides, chocs, déformation et gravité).

Compte tenu de l'importance de la surface d'échange réalisée par le réseau canaliculaire, l'ostéocyte peut être considéré comme une cellule clé de l'homéostasie phosphocalcique. Plusieurs auteurs ont considéré que le nombre d'ostéoclastes était insuffisant pour mobiliser rapidement le calcium osseux ; les ostéocytes, de par leur très grand nombre, pourraient jouer ce rôle en acidifiant les parois de leur ostéoplastes. L'ostéocyte conserve aussi la possibilité de synthèse des fibres de collagènes qu'il peut déposer et minéraliser sur les parois de la logette. D'autre part, de par l'importance de ces ramifications et de sa ressemblance morphologique avec une cellule nerveuse, certains auteurs ont pu faire de l'ostéocyte une sorte de mécanorécepteur pour les courants piézo-éléctriques. **[Cowin SC et coll 1991, El Haj AJ et coll 1990, Mullender MG et coll 1995, Ehrlich PJ et coll 2002]**[7 8 9 10].

I-1.5.4. Les cellules bordantes

D'autres osteoblastes deviennent progressivement aplaties et forment une couche cellulaire attachée et alignée le long des surfaces osseuses inactives (sans ostéogenèse ni ostéoclasie), ce sont les cellules bordantes: cellules aplaties, à noyau condensé, dont le cytoplasme est pauvre en organites et émet des prolongements qui arrivent au contact des ostéocytes superficiels. Elles sont unies entre elles et aux ostéocytes par des systèmes jonctionnels rudimentaires de "gap junctions". Elles se comportent comme une barrière fonctionnelle entre la moelle osseuse et l'os calcifié. Elles jouent un rôle déterminant dans la modulation de l'activité ostéoclastique: en effet, lors de l'activité des unités métaboliques osseuses, elles libèrent des substances chimiotactiques reconnues par les précurseurs ostéoclastiques. L'arrivée des ostéoclastes au contact de l'os serait facilitée par les rétractions cytoplasmiques des cellules bordantes et par la sécrétion de collagénases qui, en détruisant la fine couche non minéralisée recouvrant l'os (membrane endostéale de Parfitt), permettraient de résorber la matrice minéralisée. Les cellules bordantes seraient également une source de cellules ostéoblastiques de réserve : elles seraient capables de se transformer en cellules ostéogéniques [**Dobnig H et coll *1995***][11].

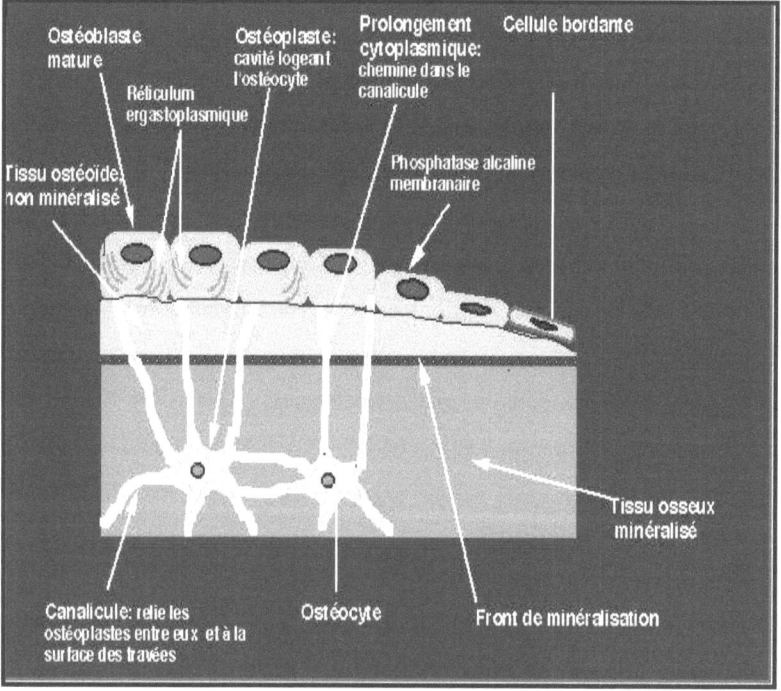

Figure 5: Interactions entre les différentes cellules ostéoblastiques.

I-2. Le modelage osseux

Chez le fœtus, les éléments du squelette se développent à partir du mésenchyme condensé soit par ossification enchondrale d'une ébauche cartilagineuse, soit par ossification intra membranaire. En période de croissance, l'os grandit aussi bien dans le sens longitudinal que dans le sens transversal. L'augmentation régulière de la masse résulte du fait que la croissance périostéale transversale et la croissance enchondrale longitudinale sont supérieures à la perte osseuse associée au remaniement de l'enveloppe endostéale (la formation est supérieure à la résorption).

I-2-1 L'ossification enchondrale

Elle s'effectue en deux phases:

La première phase: consiste en la formation d'une ébauche cartilagineuse à partir des cellules mésenchymateuses du tissu conjonctif mésodermique embryonnaire. Ces cellules mésenchymateuses se différencient ensuite en préchondroblastes, puis en chondroblastes qui secrètent alors la matrice cartilagineuse : c'est la chondrification. Cette maquette va alors augmenter de taille selon deux mécanismes :

- A la périphérie de l'ébauche cartilagineuse, les cellules mésenchymateuses prolifèrent pour former le périchondrium primitif. Les cellules de la couche profonde se différencient en chondroblastes qui déposent de nouvelle couches de cartilage : c'est la croissance appositionnelle ou croissance en épaisseur.

- Sous le périchondre, les chondroblastes se multiplient par mitoses successives et fabriquent du cartilage : c'est la croissance interstitielle.

La seconde phase: correspond à la minéralisation de l'ébauche cartilagineuse puis sa transformation en os fibreux. Au centre de la maquette, les chondroblastes se différencient en chondrocytes qui s'hypertrophient et meurent. C'est le point de départ de la calcification, qui s'étend de façon centrifuge. Cette minéralisation de la matrice cartilagineuse est alors suivie d'une invasion vasculaire/ c'est le début de l'ossification. Les vaisseaux sanguins sont précédés par des chondroclastes qui forent le passage. Au niveau de la diaphyse : les fragments de cartilage calcifié sont utilisés par les ostéoblastes pour former de l'os fibreux (os enchondral), destiné à être détruit par les ostéoclastes.

Au niveau des épiphyses, la pénétration vasculaire est parallèle au grand axe de la maquette. C'est le cartillage de croissance ou zone de croissance en longueur, où les chondroblastes se divisent (croissance interstitielle) en colonne, formant les groupes isogéniques axiaux. Cette plaque de croissance ne sera oblitérée qu'à l'âge adulte chez l'homme. Chez le rat, cette plaque ne se ferme jamais car c'est un animal qui grandit tout sa vie (rapidement jusqu'à environ 12 semaines puis de façon de plus en plus lente).

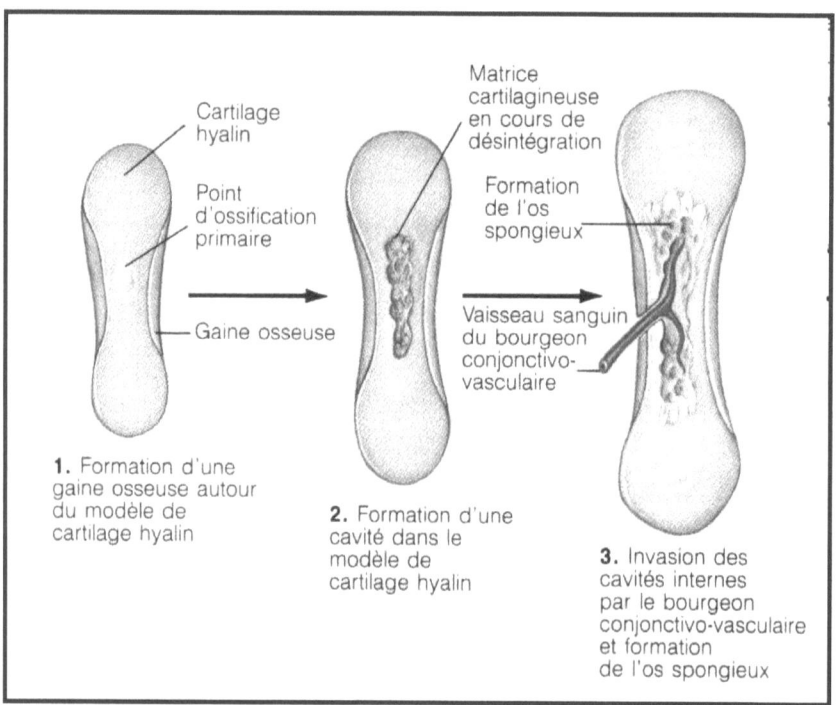

Figure 6 : Ossification enchondrale

I-2.2. L'ossification intra-membranaire

Au moment où la maquette cartilagineuse est ébauchée (premier stade de l'ossification enchondrale), dans les couches supérieures du périchondre, les cellules mésenchymateuses prolifèrent et se différencient directement en ostéoblastes. Ces cellules déposent des couches successives d'os fibreux, formant un anneau osseux ou virole périchondrale autour de la diaphyse de la maquette cartilagineuse. Cet os sera ensuite remanié par des séquences de remodelage, pour former de l'os lamellaire.

I-2.3. La croissance en longueur

Elle se fait au niveau de la plaque de croissance. Elle est composée, de la zone épiphysaire à la zone diaphysaire (Figure 7) de différentes zones :

- **la zone de prolifération**, où les chondroblastes se divisent activement, formant les groupes isogéniques axiaux qui synthétisent la matrice cartilagineuse.

- **la zone hypertrophique**, où les cellules deviennent plus grosses, en agrandissant leur logette. Elles se différencient en chondrocytes.

- **la zone de calcification provisionnelle**, située plus bas dans le cartilage : à ce niveau, la matrice des septa (colonne) cartilagineux longitudinaux (à la différence de la diaphyse) se minéralise. Ce phénomène correspond à l'hypertrophie et à la mort des chondrocytes.

- **la zone d'invasion vasculaire**, où la matrice cartilagineuse, une fois calcifiée, est résorbée en partie par les chondroclastes précédant les vaisseaux sanguins.

Ensuite les ostéoblastes se différencient et déposent une couche d'os fibreux sur le sommet des septa restants. C'est la zone spongieuse secondaire ou *secondary spongiosa*.

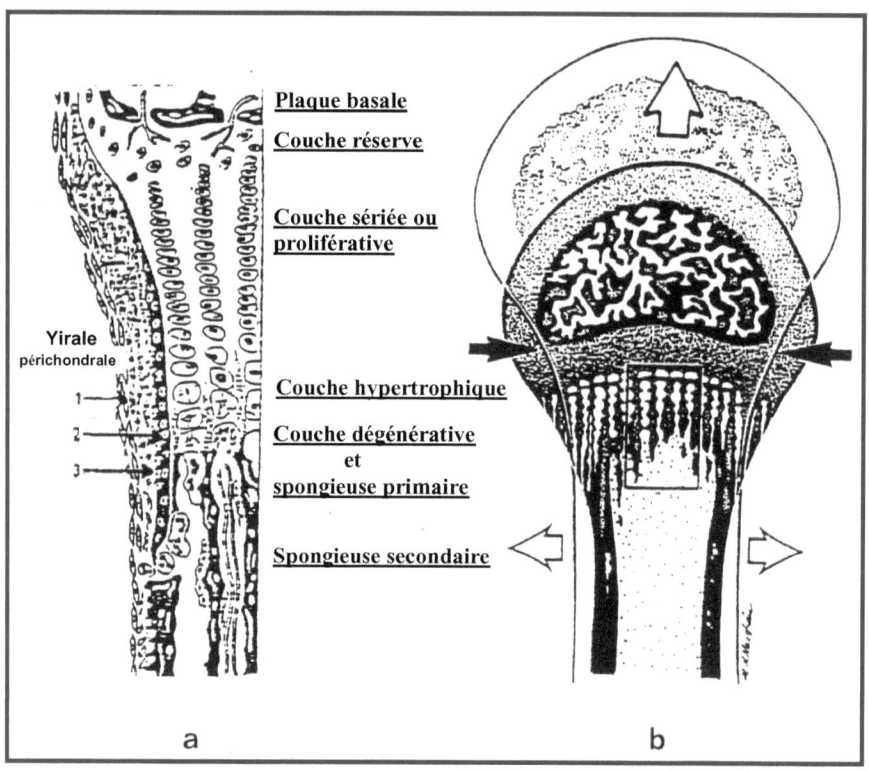

Figure 7 : *a : Représentation schématique de la plaque de croissance en longueur avec : 1 : lame fibreuse formant la couche supérieur du périchondre. 2 : fibres et cellules compactes de la couche profonde du périchondre. 3 : cellules intermédiaires. b :Schéma représentatif de la croissance osseuse avec en grisé, os en développement et en plus clair, os adulte. Les flèches noires représentent la résorption, les flèches blanches la formation osseuse. [Peck W A et coll 1984]*

I-2.4. La croissance en épaisseur

Elle est due essentiellement à une ostéoformation à partir de cellules profondes du périoste. Des lamelles osseuses sont ajoutées les unes aux autres de façon concentrique, et sont remplacées peu à peu par des systèmes Haversiens.

Simultanément, une résorption osseuse, effectuée par des ostéoclastes survient sur la face médullaire des diaphyses.

I-3 Le remodelage osseux

I-3.1. Concept

Le processus permettant le renouvellement (chez l'adulte) et le remaniement osseux fait intervenir les cellules ostéoclastiques et ostéoblastiques.
De nombreux auteurs [**Frost AM, 1963 ; Parfitt HM 1981**][12][13] ont montré que les activités de résorption et de formation se succèdent. Le couplage entre ces deux évènements, liés dans le temps et dans l'espace, constitue la base du concept de remodelage. Le remodelage osseux aboutit à une adaptation de la forme ou de l'architecture de celui-ci sans qu'il y ait un changement de volume.

Le remodelage commence par un phénomène d'activation par lequel une surface osseuse inactive et convertie en une surface en voie de résorption. Cette phase de résorption est suivie d'une phase intermédiaire qui précède une phase de formation osseuse. Cette séquence qui fait apparaître successivement les différentes populations cellulaires du remodelage osseux est appelée BSU est la quantité unitaire de l'os (ostéon) fabriqué par 1 BMU (Bone Multicellular Unit)

Le remodelage osseux accomplit trois principaux rôles : (1) il constitue une manière par laquelle l'organisme régule l'équilibre minéral, en augmentant ou en diminuant la concentration sérique ; (2) il constitue un mécanisme par lequel le squelette s'adapte à son environnement mécanique, réduisant le risque de fracture ; (3) c'est un mécanisme de réparation des dommages osseux créés lors de la contrainte cyclique. Le premier de ces buts peut être facilement accompli sans un remodelage site dépendant. Pour rétablir l'équilibre minéral, il importe peu où l'os est enlevé ou remplacé, aussi longtemps que l'intégrité mécanique n'est pas compromise, et que l'équilibre minéral est reconstitué. Les deux autres buts exigent un remodelage site dépendant. Il semble peu raisonnable, en effet, que le remodelage soit augmenté aléatoirement au niveau de tous les emplacements squelettiques, dans le cas où un seul emplacement serait endommagé. De même, cela serait inapproprié et coûteux du point de vue énergétique, d'ajouter de l'os aux emplacements qui sont déjà mécaniquement adaptés, simplement parce que des sites plus faibles ont besoin de plus de tissu. Ceci a conduit un certain nombre de chercheurs [**Han ZH et coll 1997 ; Martin RB 1981 ; Martin RB et coll 1989 ; Mori S et coll 1993 ; Parfitt AM. 1996 ; Parfitt AM et coll 1996**] [14][15][16][17][18][19] à suggérer qu'il puisse y avoir deux genres de remodelage osseux : un « stochastique » (terme souvent utilisé), dans le sens où il n'est pas site dépendent (bien qu'il ne s'agisse probablement pas d'un processus aléatoire); et un second qui est « ciblé » au niveau d'emplacements spécifiques.

Les différentes phases du remodelage osseux (**Figure 8**)

- **Quiescence ou phase de repos** : la surface de l'os est couverte de cellules aplaties : les cellules bordantes ou lining-cells (ostéoblastes inactifs). Ces cellules sont en contact avec une surface organique calcifiée.

- **Activation** : mise en place d'une unité basale de remodelage ou BMU. Le ou les stimuli déclencheurs de cette phase peuvent être des facteurs mécaniques, et/ou systémiques et /ou des facteurs locaux.

- **Résorption** : elle est effectuée par les ostéoclastes, selon le processus décrit dans le paragraphe III-1.

- **Phase intermédiaire :** contrôle du couplage résorption-formation. Elle correspond au remplacement des ostéoclastes par des cellules mononuclées qui lissent la surface de la lacune et y déposent une fine couche de matrice hyper – minéralisée appelée ligne cémentante.

- **Formation** : elle est effectuée par les ostéoblastes, selon le processus déjà décrit.

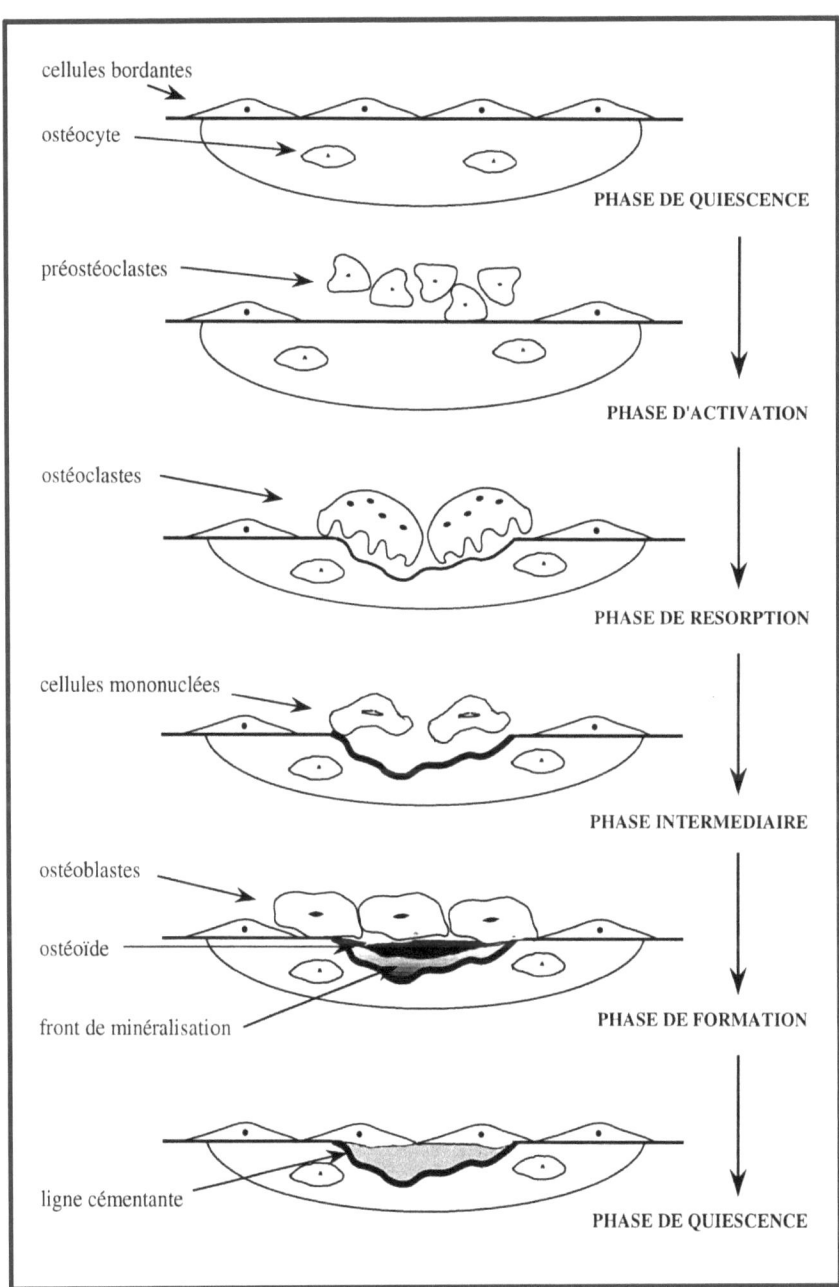

Figure 8 : Différentes étapes du remodelage osseux

I-3.2. Rôle du remodelage osseux

La durée de ce cycle de remodelage osseux est d'environ 3 mois chez l'homme adulte, les activités des unités de remodelage ne sont pas synchrones ce qui permet d'adapter la quantité et l'architecture de l'os en fonction des facteurs systémiques ou locaux (PTH, Vit.D, PGE2, contraintes mécaniques). Ainsi au niveau cortico-endostéal, la résorption est supérieure à la formation, le bilan osseux est donc négatif. Au niveau cortico-périostéal, la formation est supérieure à la résorption, le bilan osseux est positif. Ces différences permettent l'augmentation du diamètre diaphysaire, sans changer la forme des corticales. Au niveau trabéculaire, chez l'homme adulte le bilan est légèrement négatif.

Le remodelage permet des échanges de minéraux (200 à 400 mg/j), ce qui fait du squelette un organe régulant l'homéostasie calcique. De plus, au niveau trabéculaire, le perpétuel remaniement osseux permet de réajuster la forme et la disposition des trabécules osseuses de manière à mieux résister aux contraintes mécaniques.

I-3.3. Les facteurs systémiques et locaux du remodelage osseux

Le remodelage osseux est un processus complexe faisant intervenir de nombreuses fonctions cellulaires orientées vers la coordination de la résorption et de la néoformation osseuse. Ces fonctions osseuses et leur coordination sont elles-mêmes sous la dépendance des facteurs systémiques et locaux agissant au niveau des lignées ostéoclastiques et ostéoblastiques.

I-3.3.1. Les facteurs Systémiques

I-3.3.1.1 La parathormone (PTH)

C'est une hormone hypercalcémiante, synthétisé dans les glandes parathyroïdes. Sa synthèse et sa sécrétion sont étroitement dépendantes de la calcémie. La PTH augmente le nombre et l'activité des ostéoclastes. La stimulation de la résorption osseuse par cette hormone serait un phénomène indirect, dépendant d'une action initiale des ostéoblastes. En effet seul ces derniers possèdent des récepteurs à la PTH. Au niveau tissulaire, l'effet de la PTH sur le remodelage est caractérisé par une augmentation globale du turover osseux, avec une augmentation de la natalité des unités de remodelage.

La PTH a un récepteur commun avec la PTHrP (PTH-related protein). Ce récepteur est aussi exprimé par les chondrocytes et les ostéoblastes. Trois promoteurs, P1, P2 et P3, régulent l'expression de ce récepteur. Le promoteur proximal P3 semble le plus actif chez les cellules ostéoblastiques humaines SaOS-2. Il présente deux sites de liaison Sp1 et un élément inhibant l'expression du récepteur [**Manen D et coll 2000**][20].

I-3.3.1.2. La $1,25(OH)_2D_3$ ou dihydroxy-cholécalciférol

Comme la PTH, la 1,25(OH)2D3 stimule la différenciation et la fusion des progéniteurs ostéoclastiques, et active les ostéoclastes matures. La 1,25(OH)2D3 est un puissant stimulateur de la résorption osseuse agissant en augmentant le nombre et l'activité des ostéoclastes par le biais de récepteurs présents sur les pré-ostéoclastes, les ostéoclastes et les ostéoblastes [**Itonaga I et coll; 1999**][21]. Il permet la réabsorption active du calcium au niveau de l'intestin.

I-3.3.1.3. La Calcitonine (CT)

La calcitonine est synthétisée par les cellules C de la thyroïde. Le principal effet pharmacologique est l'hypocalcémie. La calcitonine inhibe la résorption osseuse en agissant directement sur les ostéoclastes, qui possèdent des récepteurs spécifiques à cette hormone.

La participation de la CT à la formation osseuse n'est pas prouvée, elle pourrait avoir un effet protecteur du squelette lors de la grossesse et la lactation.

I-3.3.1.4. Autres facteurs systémiques

Ils ne sont pas directement impliqués dans la régulation de la calcémie, mais exercent une action sur le remodelage par les modifications qu'ils entraînent sur les hormones calcitropes et sont impliqués dans les variations de la masse osseuse.

- L'hormone de croissance (GH)

Elle a un rôle physiologique dans la formation osseuse. Elle agit probablement par l'intermédiaire de l'IGF 1, ou somatomédine C produite localement. Ce facteur de croissance exerce un effet mitogénique sur les ostéoblastes.

- Les hormones thyroïdiennes

La thyroxine et la triiodothyronine stimulent la résorption osseuse ostéoclastique dans les cultures d'organes. Les hormones thyroïdiennes agissent directement sur la résorption osseuse, mais leur mode d'action précis demeure inconnu.

- Les glucocorticoïdes

Les glucocorticoïdes inhibent la formation des ostéoclastes in vitro. Ils favorisent indirectement l'ostéoclastogénèse in vivo par hyperparathyroïdisme secondaire.

❑ Les hormones sexuelles

Particulièrement les oestrogènes sont impliqués dans la préservation de la masse osseuse en agissant directement sur la lignée ostéoblastique. Le déficit oestrogénique est associé à une augmentation de la résorption ostéoclastique dans les 10 années qui suivent la ménopause. Des phénomènes similaires sont observés concernant la diminution des taux d'androgène chez l'homme. Le mécanisme impliqué n'est pas clairement connu.

I-3.3.2. Les facteurs locaux

Les facteurs locaux : facteurs de croissance, cytokines et prostaglandines interviennent non seulement dans le déroulement normal du cycle du remodelage, mais sont aussi l'intermédiaire local de l'action de certaines hormones systémiques sur le tissu osseux. Nous ne présentons ici que les principaux facteurs locaux et en résumé de leurs actions majeures sur le remodelage osseux.

I-3.3.2.1 Le système OPG/RANK-L

Les ostéoblastes sont nécessaires à la différenciation des ostéoclastes. Récemment, des protéines responsables de l'interaction entre ces deux types cellulaires ont été identifiées. Ces protéines appartiennent à la famille des récepteurs du Tumor Necrosis Factor (TNF). Les ostéoblastes expriment une molécule appelée Osteoclast Differentiation Factor (ODF) (ou TRANCE/OPGL/RANKL) capable d'activer les cellules de la lignée ostéoclastique en interagissant avec un récepteur RANK (Receptor Activating NF Kappa B) [Yasuda Het coll 1998][22]. Une autre molécule, l'ostéoprotégérine (OPG) également appelée Osteoclastogenesis Inhibitory Factor (OCIF) agit comme un récepteur soluble, semblable à RANK, capable d'inhiber l'ostéoclastogénèse (Figure 9). L'OPG est synthétisée par les ostéoblastes mais aussi par d'autres cellules de la moelle osseuse. Par ailleurs, il a été montré que la délétion génique d'OPG entraîne une ostéoporose sévère caractérisée par une résorption excessive [Mizuno A et coll 1998][23] alors qu'une surexpression d'OPG entraîne une ostéopétrose [Simonet WS et coll 1997][24]. Dans des expériences de suspension par la queue, les souris traitées avec de l'OPG révèlent un volume osseux supérieur aux souris contrôles sans toutefois compenser la perte osseuse induite par l'immobilisation [Bateman TA et coll 2000][25].

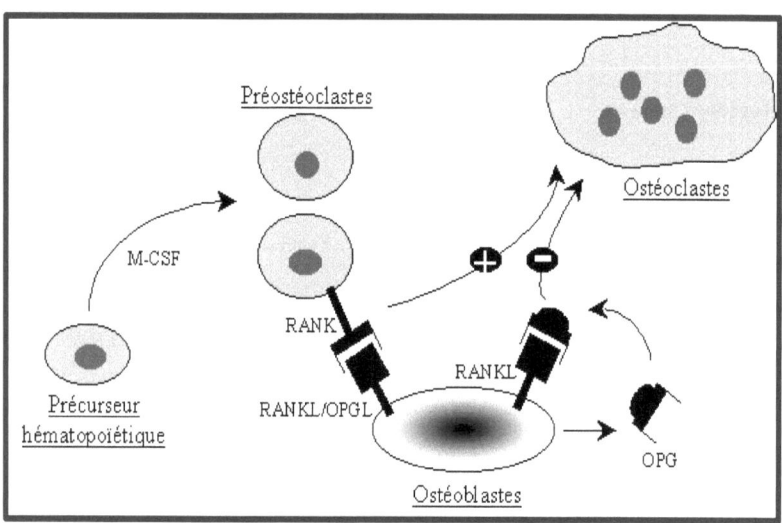

Figure 9 : *Le système OPG/RANK-L.*

I-3.3.2.2. Facteurs de croissance locaux et cytokines

❑ *Le Transforming Growth Factor alpha (TGF-α) :*

C'est un polypeptide qui stimule le développement des précurseurs ostéoclastiques et la résorption.

❑ *Les Tumor Necrosis Factors alpha et bêta (TNF-α et TNF-β) :*

Il a une action identique à celle de l'IL-1, mais à des concentrations 1000 fois plus élevées.

D'autres cytokines peuvent moduler la différenciation ostéoclastique : ce sont les Transforming Growth Factor-alpha (TGF-alpha), le Fibroblaste Growth Factor (FGF), l'interféron gamma, et l'IL-9.

- *L'interleukine-1 (IL-1) :*

C'est une cytokine produite par les monocytes-macrophages, les cellules stromales de la moelle et les ostéoclastes, qui stimule la résorption et est hypercalcémiante en augmentant le nombre et l'activité des ostéoclastes. Son effet est partiellement médié par les prostaglandines.

- *L'interleukine 6 (IL-6) :*

L'IL-6 est produite par de nombreuses cellules du microenvironnement osseux, elle favoriserait la différenciation des précurseurs ostéoclastiques.

- *Le Transforming Growth Factor β (TGF-β) :*

Le TGF-β a été proposé comme un facteur clé impliqué dans le couplage résorption/formation. Il est sécrété par les ostéoblastes et les ostéoclastes. In vivo, l'administration locale de TGF-β augmente la formation osseuse [Beck LS et coll 1991][26]. En culture cellulaire, le TGF-β est un facteur mitogène pour les ostéoblastes dérivés d'os de rat fœtal. Cet effet stimulateur diminue en présence de grandes concentrations de TGF-β ou dans des cultures cellulaires provenant d'organes matures. Le TGF-β inhibe la réplication des ostéosarcomes hautement différenciés [Strong DD et coll 1991][27]. Ce facteur altère aussi plusieurs gènes associés à l'activité ostéoblastique. Il augmente l'expression du collagène de type I, de l'ostéopontine, de l'ostéonectine par contre, réduit celle de l'ostéocalcine et de la phosphatase alcaline. Cette dernière est augmentée dans des ostéosarcomes et des cellules osseuses humaines matures [Centrella M et coll 1995][28].

- *L'interféron gamma (INF-γ) :*

L'INF-γ est produit par les lymphocytes T et a un effet inhibiteur sur le prolifération des cellules ostéoblastiques normale ou ostéosarcomateuse. Quand il est produit localement par les cellules médullaires, il pourrait inhiber la production de la matrice extracellulaire osseuse.

- *Les Fibroblast Growth Factors (FGFs) :*

Les FGF basique et acide sont synthétisés par les ostéoblastes et sont stockés dans la matrice extracellulaire grâce à son affinité pour l'héparane sulfate. Ils ont un effet mitogène sur les ostéoblastes, ils stimulent la synthèse de phosphatase alcaline et d'ostéocalcine et inhibent la production de collagène.

- *L'Epidermal Growth Factor (EGF) :*

Il stimule la prolifération des cellules ostéoprogénitrices in vitro, mais inhibe la synthèse de collagène par les ostéoblastes mature. Il stimule directement la résorption osseuse en culture par augmentation de la synthèse de la prostaglandine. In vivo, les effets de l'EGF ne sont pas connus.

- *Le Platelet Derived Growth Factor (PDGF) :*

Il stimule la prolifération ostéoblastique et favorise la résorption ainsi que la dégradation du collagène. Il agit en synergie avec les autres cytokines osseuses.

- *L'IGF-I (Insulin Growth Factor-I ou somatomédine C) :*

L'IGF-I est synthétisée par les ostéoblastes sous le contrôle de la PTH, de la GH et des prostaglandines. Son action est modulée par des protéines de liaison IGF-BP (IGF-Binding Protein). Il a un effet mitogène sur les chondrocytes et les ostéoblastes. Il favorise la synthèse de collagène, d'ostéocalcine et la production de cytokines. Les ostéoclastes possèdent des récepteurs aux IGF mais leur rôle reste mal défini.

- *Les Prostaglandines (PG) :*

-Les prostaglandines et principalement de PGE_2 augmentant globalement l'activité de résorption osseuse. Cet effet est essentiellement dû à une augmentation de la prolifération des précurseurs ostéoclastiques car elles ont un effet inhibiteur sur l'activité des ostéoclastes mature.

-Les Ostéoblastes produisent des prostaglandines en réponse à des nombreux facteurs locaux. L'IL-1, le TNF-alpha et le TGFß augmentent la production de PGE_2 alors que l'INF gamma l'inhibe et les effets de ces facteurs sur la résorption et sur la formation osseuse sont en partie dépendants des prostaglandines. Des hormones agissent aussi : la PTH, la PTHrP stimulent la production de PGE_2, alors que les glucocorticoïdes l'inhibent. Les oestrogènes et la testostérone régulent aussi la production de PGE_2 induite par l'IL-1 et la PTH.

-Les prostaglandines ont des effets complexes sur la fonction ostéoblastique. La PGE_2 a une action biphasique sur la prolifération cellulaire, la synthèse de collagène et de l'activité phosphatase alcaline, les faibles doses ayant des effets stimulateurs. A forte dose, la PGE_2 inhibe la formation osseuse in vivo et in vitro.

Tableau 2 : Effets des facteurs systémiques et locaux sur le tissu osseux.

	Résorption		Formation	
	Recrutement Des ostéoclastes	Activité cellulaire	Recrutement des ostéoblastes	Activité cellulaire
HORMONES				
-Parathormone	↑	↑	↑	↓
-1.25 $(OH)_2D_3$	↑	↑	-	↓
-Calcitonine	↓	↓	-	-
-Glucocorticoïdes	-	-	↓	↓
-Hormones thyroids	↑	↑	-	-
-Insuline	-	-	↑	↑
-Hormone de croissance	-	-	↑	↑
-Oestrogènes	-	↓	↑	↑
FACTEURS DE CROISSANCE				
-EGF	↑	↑	↑	↓
-PDGF	↑	↑	↑	↓
-FGF	-	-	↑	-
-TGF-β	↓	↑	↑	↑
-IGF-I	-	-	↑	↑
CYTOKINES				
-IL-1	↑	↑	↑	↓
-PGE2	-	↑↓	↑↓	↑↓
-TNF-α	↑	↑	↑	↓
-IFN-γ	↓	↓	↓	↓
-IL-6	↑	-	-	-

(↑ : Augmente; ↓ : Diminue; - : Sans effet; ↑↓ : Effets multiples selon doses et systèmes de culture).

Les effets de quelques facteurs systémiques et locaux sur le recrutement et l'activité des ostéoblastes sont résumés dans le tableau 3 ci-dessous [**De Vernejoul MC et coll, 1996**][29]:

I-3.4. Les Marqueurs biochimiques du remodelage osseux

I-3.4.1. Les marqueurs de formation osseuse

❑ La phosphatase alcaline osseuse

La phosphatase alcaline osseuse (PAL) est un marqueur de formation osseuse produite uniquement par les ostéoblastes et localisée sur la face extérieure de la membrane cellulaire. Indispensable dans le processus de minéralisation, elle agit en hydrolysant les esters de phosphates ce qui assure une concentration élevée en phosphates à la surface des ostéoblastes [**Urena P et de Vernejoul MC, 1999**][30]. La PAL est dosée dans le plasma par méthode immunologique grâce à des anticorps monoclonaux spécifiques qui ont une réactivité croisée de 15 % avec l'isoenzyme hépatique [**Garnero P et Delmas PD, 1993**][31]. Son taux circulant dépend directement de l'activité des ostéoblastes et de son élimination hépatique. La PAL est un marqueur sensible qui augmente avec le remodelage osseux chez la femme en post ménopause [**Urena P et de Vernejoul MC, 1999**][30].

❑ L'ostéocalcine

L'ostéocalcine est une protéine sécrétée par les ostéoblastes matures et incorporée dans la matrice extracellulaire où elle représente la protéine non collagénique la plus importante. Une partie de l'ostéocalcine sécrétée est libérée dans la circulation et excrétée dans les urines. Lors de la résorption osseuse, une majeure partie de l'ostéocalcine de la matrice osseuse se retrouve dans la circulation. Le rôle de l'ostéocalcine dans la formation osseuse est mal connu. Elle agirait comme régulateur de la fonction ostéoblastique. Le dosage de l'ostéocalcine dans le sérum est délicat à cause de ces nombreux fragments et de la fragilité de la molécule intacte.

Différentes méthodes de dosage immunologique sont disponibles, dosage de la molécule intacte ou dosage de celle-ci avec le large fragment N-terminal. L'ostéocalcine est considérée comme marqueur de remodelage osseux autant que marqueur de formation puisqu'elle est relarguée dans la circulation aussi bien lors de la formation que lors de la résorption osseuse.

❏ Les peptides d'extension du collagène de type I : PINP et PICP

Le collagène de type I est synthétisé par les ostéoblastes sous forme de procollagène. Celui-ci est un précurseur qui contient deux domaines globulaires aux extrémités N et C terminale de la molécule : les propeptides N et C terminaux, respectivement : PINP et PICP. Ces parties globulaires permettent l'assemblage en triple hélice du procollagène excrété dans le milieu extracellulaire puis des protéases clivent ces propeptides N et C terminaux qui sont alors libérés. Le PINP et le PICP reflètent la formation osseuse, ils augmentent significativement à la ménopause et décroissent avec un traitement oestrogénique parallèlement à la PAL et à l'ostéocalcine **[Christenson RH, 1997]**[32]. Le PINP est plus sensible que le PICP dans le suivi de l'ostéoporose **[Garnero P et coll, 1997]**[33].

I-3.4.2. Les Marqueurs de résorption osseuse

Les marqueurs de résorption osseuse sont des molécules de pontage, entre les triples hélices du collagène de type I, libérées dans la circulation lors de la résorption de l'os et éliminées dans les urines.

❏ La pyridinoline (PYD) et la déoxy-Pyridinoline (DPYD)

La PYD et la DPYD sont des molécules trivalentes liées aux télopeptides C- et N-terminaux de la molécule de collagène I. Ces molécules de pontage sont toutes deux présentes dans la matrice osseuse où la PYD est en quantité trois fois plus importante que la DPYD. La PYD est présente aussi dans le cartilage, dans les vaisseaux sanguins, les intestins, le muscle. DPYD est plus spécifique de l'os où elle se trouve en quantité significative. Après la destruction du collagène osseux par les ostéoclastes, la PYD et la DPYD sont libérées dans la circulation et éliminées dans les urines sous forme libre (40 %) et liée à des restes peptidiques des télopeptides (60 %). La PYD et la DPYD peuvent être dosées sous leur forme libre dans les urines ou dans le sérum par des méthodes immunologiques (ELISA).

❑ Le N-Télopeptide (NTX) et le C-Télopeptide (CTX)

Lors de la dégradation de la matrice osseuse par les ostéoclastes, les télopeptides N et C-terminaux, sont libérés dans la circulation et éliminés dans les urines où ils peuvent être dosés par méthode immunologique, le CTX peut aussi être dosé dans le sérum. Tous deux sont des marqueurs de résorption osseuse sensibles dans l'ostéoporose et son suivi [Garnero P et coll, 2000][34].

❑ La phosphatase acide tartrate résistante

La phosphatage acide est une enzyme lysosomale présente dans l'os, la prostate, la rate, les érythrocytes et les plaquettes. Sa forme isoenzymatique issue de l'os est résistante au L(+) tartrate. Produite au niveau osseux par les ostéoblastes, elle est libérée dans le sang où son dosage plasmatique peut être réalisé. Sa concentration augmente parallèlement à l'accroissement du turn-over osseux observé.

Tableau 3: **Marqueurs biochimiques du remodelage osseux**

Formation	Résorption
Sérum - Ostéocalcine - Phosphatase alcaline totale et osseuse - Propeptides C et N-terminaux du collagène de type I (PICP et PINP)	**Plasma / sérum** - Phosphatase acide résistante à l'acide tartrique - Pyridinoline (PYD) et désoxypyridinoline (DPD) libres - Télopeptides C-terminaux (CTX) du collagène de type I
	Urine - Pyridinoline (PYD) et désoxypyridinoline (DPD) libres - Télopeptides N (NTX) et C-terminaux (CTX) du collagène de type I - Calciurie - Hydroxyprolinurie - Galactosylhydroxylysine

Les marqueurs soulignés sont les plus performants dans l'ostéoporose.

I-4. Le capital osseux et ses facteurs de contrôle

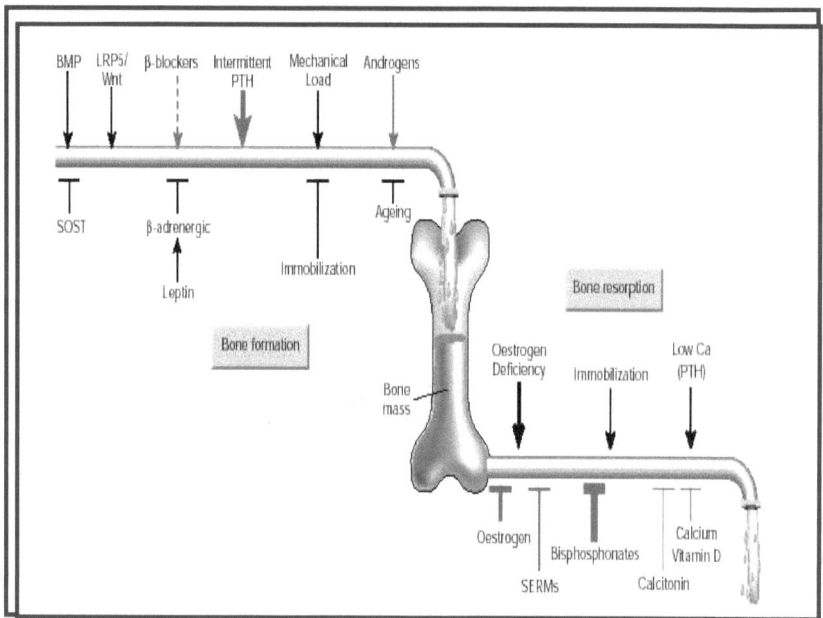

Figure 10 : Causes déterminantes de l'homéostasie squelettique et de la masse osseuse. Représentation schématique du système servo qui maintient la masse osseuse à l'état d'équilibre. Stimulateurs et inhibiteurs physiologiques et pharmacologiques de la formation et de la résorption osseuse. L'impact relatif, ou connu, est représenté par l'épaisseur des flèches. Les lignes solides représentent les thérapies courantes et les lignes en pointillées les putatives [Harada S et coll 2003][35].

I-4.1. L'évolution du capital osseux au cours de la vie

L'évolution de la masse osseuse au cours de la vie se distingue par trois périodes capitales:

La première, est une phase d'acquisition de masse osseuse, elle se fait au cours de la croissance à des vitesses variables ; avec 2 pics d'accélération de 0 à 3 ans et de 11 à 15 ans avec des variations selon le sexe (fille / garçon) et selon les sites (squelette axial/ squelette périphérique). Le pic de masse osseuse est atteint aux environs de 25 ans. Ainsi, au cours de l'enfance et de l'adolescence, le capital osseux se constitue sous l'influence de facteurs génétiques, mais aussi de facteurs nutritionnels et mécaniques dont le déficit peut entraver le développement harmonieux du squelette.

La deuxième, est une période de stabilisation relative qui perdure jusqu'à la ménopause pour les femmes et jusqu'à l'âge de 70 ans pour les hommes. On estime qu'il existe une perte d'os cortical d'environ 0,3 à 0,5% par an de 40 ans à la ménopause. Stabilisation ne signifie toutefois pas arrêt du remaniement osseux qui persiste pendant cette phase. La vitesse du renouvellement osseux diminue certes substantiellement, mais persiste : on estime ainsi que 100% du tissu osseux est renouvelé chaque année chez le petit enfant, tandis que ce chiffre n'est que de 2 à 4% à l'âge adulte.

La troisième, est une période de perte osseuse qui est marquée par une diminution progressive de la densité de l'os et une détérioration du tissu matriciel qui accroissent sa fragilité. Les hommes perdent de l'os de façon moins rapide que les femmes. Les femmes perdent environ 40% de leur masse osseuse au cours de leur vie, tandis que les hommes n'en perdent que 25%. Chez les femmes des études longitudinales ont montré que la distribution de la perte osseuse n'est pas homogène : une femme sur quatre perd plus de 3% de masse osseuse par an; ces femmes présentent donc une perte osseuse rapide et sont qualifiées de "fast loosers"; les autres femmes "slow loosers" ont une perte osseuse inférieure à 3% par an. Le moment où l'on atteint le seuil fracturaire théorique dépendra donc du capital dont on part et de la vitesse à laquelle on perdra de l'os.

I-4-2- Les facteurs déterminant le pic de masse osseuse

Le capital osseux de fin de croissance (Peak Bone Mass ou pic de masse osseuse) dépend essentiellement de facteurs génétiques (60-80% de la variance de la masse osseuse) mais également d'autres facteurs incluant l'alimentation, les facteurs hormonaux et les contraintes mécaniques.

I-4.2.1. Les facteurs génétiques

Cette influence génétique est connue depuis longtemps. On sait par exemple que les hommes ont une masse osseuse plus élevée que les femmes et que les sujets noirs américains ont un risque de fracture pratiquement deux fois moins important que les sujets blancs dits caucasiens car leur capital osseux de fin de croissance est plus important, ces différences n'étant pas expliquées par les différences de poids.

Enfin il est largement reconnu que des antécédents familiaux d'ostéoporose chez la mère sont un facteur de risque d'ostéoporose pour les filles [**Francois S et coll ; 1999**][36]. Cela peut être en rapport avec une héritabilité génétique de la masse osseuse mais également à des facteurs environnementaux communs. Ces facteurs génétiques sont actuellement un champ de recherche important.

De nombreuses équipes étudient l'influence des polymorphismes génétiques (variations alléliques d'un gène) sur le capital osseux. Les gènes candidats étudiés ont été le récepteur de la vitamine D, de la calcitonine ou des oestrogènes, le promoteur du collagène de type 1, etc... Ces études montrent qu'un génotype (combinaison de deux allèles) peut être associé à une masse osseuse plus faible ou plus élevée. Cependant il existe une grande variabilité de l'influence de chaque gène selon l'origine des populations étudiées. Des modèles de souris sont aussi disponibles et permettent d'étudier les différences génétiques existant entre les souris à masse osseuse faible et à masse osseuse élevée [**Ralston SH ; 2002**][37].

I-4.2.2. Les facteurs alimentaires

La supplémentation en vitamine D est maintenant bien établie en pratique pédiatrique. En revanche, les études épidémiologiques montrent que les apports de calcium contenus dans la ration alimentaire des enfants sont fréquemment insuffisants. Selon une enquête du CREDOC 25% des garçons se situent en dessous des 2/3 des Apports Nutritionnels Conseillés (ANC) qui sont de 1200 à 1500 mg de calcium par jour entre 10 et 18 ans; chez les filles cette proportion est de 25 à 50% [Volatier JL, Verger P. 1999][38]. Dans la cohorte SU.VI.MAX, sur 9983 adolescents et adultes jeunes âgés en moyenne de 19 ans, 50% des sujets avaient une ration calcique d'origine alimentaire inférieure à 1000 mg/j et 13% une ration inférieure à 500 mg/j.

Les études chez les jumeaux homozygotes permettent d'éliminer le facteur génétique et d'apprécier l'influence isolée de certains facteurs alimentaires. Johnston et coll. [Johnston CC Jr et coll ; 1992][39] ont ainsi montré que l'apport de calcium pendant la croissance était un facteur important permettant d'optimiser le capital osseux. On sait également que la carence calcique pendant la croissance est un facteur d'ostéopénie à l'âge adulte [Valimaki MJ et coll ; 1994][40]. Bonjour et coll. ont montré un effet positif de la supplémentation calcique sur la masse osseuse de filles de 8 ans dont l'apport en calcium était inférieur à 880mg/j avant l'étude [Bonjour JP et coll; 1997][41]. Il semble également que les apports en protéines, notamment responsables de la synthèse hépatique de l'IGF-1, sont aussi très importants pour l'acquisition du pic de masse osseuse [Bonjour JP et coll ; 2001][42].

I-4.2.3. Les facteurs hormonaux

Chez la femme, tous les états d'hypoœstrogénie entraînent une diminution du pic de masse osseuse : les irrégularités menstruelles, les aménorrhées, consécutives ou non à un exercice physique intense, l'anorexie mentale, la castration chirurgicale, le syndrome de Turner, l'hyperprolactinémie. Chez l'homme, l'importance des oestrogènes dans l'acquisition du capital osseux et dans la fermeture des cartilages de croissance a été mise en évidence grâce à la description du phénotype osseux de garçons présentant un déficit génétique en aromatase qui associait une grande taille et une masse osseuse basse [**Bilezikian JP et coll ; 1998**][43]. Quant à la testostérone, elle est responsable d'une apposition périostée accrue qui conduit à des os plus gros et des corticales plus épaisses chez les hommes que chez les femmes et donc à une résistance biomécanique supérieure.

I-4.2.4. Autres facteurs

L'oxygène : quelques travaux ont mis en évidence une altération de la fonction ostéoblastique en condition hypoxique [**Warren SM et coll ; 2001**][44], ce qui a pour effet de diminuer la masse osseuse. L'hypoxie a probablement une incidence très limitée sur les populations locales (tibétaine, péruvienne, bolivienne ou vivant au-delà du cercle polaire arctique) qui sont génétiquement adaptées à ces conditions de vie. Par contre, cette incidence sur la masse osseuse des personnes étrangères séjournant dans ces milieux est certainement envisageable.

La contrainte mécanique peut être liée à l'environnement stricto sensu (la microgravité) ou aux conditions de vie (l'activité physique). Les différents aspects de la contrainte mécanique sont traités plus en détail dans le chapitre suivant.

II- LES TECHNIQUES D'IMAGERIE OSSEUSE

L'analyse aujourd'hui du tissu osseux en clinique comme en recherche est assurée par deux grands types de méthodes, les unes mesurant la densité minérale osseuse que l'on assimile à la masse osseuse, les autres prenant en compte la qualité du tissu osseux, notamment la micro architecture trabéculaire.

II-1. Les techniques de mesure 2D

II-1. 1. Les absorptiométries

La première méthode moderne de mesure de la masse osseuse, l'absorptiométrie monophotonique (SPA) date de 1963 **[Cameron JR, Sorensen JA et coll 1963]**[45], l'absorptiométrie à double énergie étant apparue en 1971 **[Judy PF. 1971]**[46]. Les premiers appareils de ce type utilisaient le faisceau bichromatique de rayonnement provenant d'une source de gadolinium. L'usage de ces méthodes s'est depuis généralisé, "l'absorptiométrie à double énergie à rayons X" (DEXA) ayant remplacé "l'absorptiométrie biphotonique" (DPA), en raison de l'instabilité de la source de gadolinium (1/2 vie de 242 jours).

Les absorptiométries mesurent une masse minéralisée, ou contenu minéral osseux (CMO en g), rapportée à la surface de la projection de la zone étudiée, exprimée en grammes par cm2, appelée "densité minérale osseuse" (DMO). Ces méthodes sont appelées par extension des méthodes densitométriques, évaluant spécifiquement l'absorption due à l'os en la différenciant de celle due aux tissus mous, et en déduisant la quantité d'os rencontrée par le rayonnement sur son trajet. La DEXA est une méthode largement utilisée en clinique, afin de mettre en évidence les modifications de la DMO. L'inconvénient de ce genre de technique provient essentiellement des paramètres mesurés. Premièrement, la projection surfacique du volume osseux introduit un biais dans l'estimation bidimensionnelle de la densité minérale osseuse.

Secondairement, bien que la densité minérale osseuse soit utilisée sur le plan clinique pour évaluer le risque de fracture, cette mesure évalue la quantité de minéral indépendamment de l'organisation trabéculaire ou corticale. Enfin, la DEXA ne distingue pas le tissu osseux minéralisé des calcifications pouvant intervenir au niveau d'autres tissus (arthrose, calcification vasculaire...). Toutefois, malgré cette absence de sensibilité, la DEXA est actuellement la méthode de référence dans le domaine clinique. La dose d'irradiation est inférieure à celle d'une radiographie pulmonaire. En effet, l'ostéodensitomètre Hologic 4500 QDR (sur lequel nous avons fait nos études) délivre 10 mR (soit 100 µSv) au niveau du radius, 5 mR (50 µSv) au niveau du fémur et de la colonne lombaire, 1,5 mR (15 µSv) au niveau du corps entier. La radiation dispersée en dehors de l'appareil est estimée inférieure à 1,0 mR/h (0,01mSv/h) à 2,0 m de la table. Le volontaire est allongé durant toute la mesure et c'est le bras automatique de l'appareil qui balaye la zone à mesurer.

Le coefficient de variation des différentes mesures est < 1% pour la colonne lombaire, le col fémoral total et le radius. Il a été mesuré pour les éléments segmentaires définis à partir du corps entier sur 5 sujets ré-analysés à court terme : corps entier : 0,8% ; membre supérieur : 2,5% ; membre inférieur : 1,2% ; tête : 2,4% ; masse maigre : 1,6% et masse grasse : 1,8%.

Cependant, il a été mis en évidence que les propriétés mécaniques de l'os sont étroitement liées non seulement à la masse, mais aussi à la microarchitecture trabéculaire, des modifications architecturales pouvant intervenir sans altération significative de la masse **[Palle S et coll, 1992]**[47], ce qui explique le devant des techniques visant à apprécier la disposition architecturale.

II-1.2. Les techniques ultrasoniques

La mesure de la vitesse et de l'atténuation des ultrasons dans l'os est une technique qui suscite beaucoup d'intérêt pour deux raisons d'une part, parce qu'il s'agit d'une technique non irradiante, relativement simple et peu onéreuse, d'autre part, parce qu'elle pourrait apporter des informations non seulement sur la masse osseuse, mais aussi sur la qualité de l'os, c'est à- dire sur certains paramètres de l'architecture osseuse.

Les mesures du tissu osseux par ultrasons sont destinées principalement aux os de type trabéculaire, des mesures diaphysaires (type cortical) étant toutefois possibles. Les paramètres quantifiés font appel à l'atténuation de l'onde ultrasonore lors de la diffusion dans l'os et à la vitesse (célérité) de l'onde dans ce tissu [**Hans D et coll, 1993**][48].

Les amplitudes sonores sont atténuées en fonction de leur fréquence, l'os trabéculaire agissant comme un filtre, en fonction du nombre de structures (travées), de leur dimension ainsi que de leur minéralisation. La pente de cette atténuation est mesurée (BUA : broadband ultrasound attenuation), et constitue un paramètre utilisé pour quantifier la masse et la microarchitecture osseuses.

La célérité de l'onde, lorsqu'elle parcourt un os plongé dans l'eau, comparée à la vitesse de l'onde dans l'eau est appelée SOS (speed of sound), et est directement liée aux propriétés élastiques et à la densité de l'os mesuré.

Parmi les faiblesses des techniques ultrasoniques, on retiendra un coefficient de variation élevé de l'ordre de 3 à 5%, l'absence de standardisation des appareils de mesure et l'absence de normes permettant de lier une valeur ultrasonique à un risque individuel de fracture.

Surtout l'appréciation de l'architecture osseuse n'est pas validée définitivement dans la littérature.

II-2. Les techniques de mesure 3D

II-2.1. L'imagerie par Résonance Magnétique

En imagerie par résonance magnétique (IRM), les ondes utilisées sont des ondes de 1 à 100 mégahertz, les mêmes que celles utilisées pour les émissions radiophoniques, appelées ondes radiofréquences (RF). Cette technique, dont l'application au tissu osseux est récente, utilise les propriétés des protons d'hydrogène à réagir face à un champ magnétique. Placés dans un champ magnétique, les spins des protons s'alignent et deviennent sensibles à l'énergie d'une impulsion radiofréquence RF avec laquelle ils entrent en résonance. A la fin de l'impulsion RF, ils réemettent un signal, le signal de *résonance magnétique*, résonnant à leur fréquence propre. Cette fréquence, dite fréquence de Larmor, varie avec l'intensité du champ magnétique.

Les images obtenues peuvent être utilisées pour le calcul des paramètres microarchitecturaux apparents **[Lin JC et coll, 1998]**[49]. Cette technique est en plein essor, car non-invasive et non-ionisante, mais reste encore du domaine de la recherche.

II-2.2. La tomographie

Les techniques tomographiques appliquées au tissu osseux sont apparues au début des années 1980, les premières utilisations étant destinées à la mesure de la densité minérale osseuse vraie. Le principe est le même que celui de l'absorptiométrie : la détection est liée au coefficient d'atténuation de l'objet. La première méthode pratique de tomographie assistée par ordinateur a été présentée au début des années 70.

Les sites de mesure sont choisis par les cliniciens comme étant les sites les plus exposés à un risque de fracture lié à la fragilisation du tissu osseux : corps vertébraux, col du fémur. La tomographie quantitative (QCT) constituait un progrès notable par rapport à la DEXA, permettant à la fois le calcul d'une DMO tridimensionnelle (g.cm^{-3}), la mesure séparée de l'os cortical et trabéculaire, ainsi que des résultats indépendants des facteurs de confusion. Cette technique est aujourd'hui peu employée, faisant toutefois l'objet d'un développement continu, car il s'agit d'une méthode spécifique de la détection précoce de la perte osseuse trabéculaire **[Ott SM et coll, 1986]**[50]. Cependant, le manque de précision dû à l'interférence des tissus mous sur le coefficient d'atténuation des rayons X incidents, notamment la graisse intervertébrale, a pour conséquence une exactitude inférieure à la DEXA. A partir de ces constatations, l'évolution de ces techniques a été double : d'une part des scanners ont été perfectionnés dans le sens d'une haute résolution et d'une image tridimensionnelle du système trabéculaire -la microtomographie- (μCT), d'autre part des scanners ont été spécifiquement conçus pour la mesure de la densité minérale des os périphériques (pQCT), axée sur la recherche de sites entourés de peu de tissus mous, pour une plus grande précision [**Laib A et coll, 1997**][51].

Au début des années 80, les premiers modules scanners micro-CT ont été développés [**Kujoori MA et coll, 1980; Bowen DK et coll, 1986**][52][53] en utilisant des sources à rayons X. En 1981, Feldkamp LA a développé un scanner à l'aide d'une micro-source à rayons X, d'un appareil photo visuel sensible, et d'un écran fluorescent [**Feldkamp LA et coll, 1994**][54].. En modifiant l'algorithme de reconstruction de type "faisceau en évantail" [**Herman GT. 1980**][55] il a progressé, ainsi que Davis, à partir du "faisceau type évantail" vers une géométrie de "faisceau cônique". Davis a plus tard formalisé cette approche [**Feldkamp et coll, 1984**][56].

Progressivement, la microtomographie s'est affranchie des modèles stéréologiques, se basant sur des modèles volume dépendants, puis sur des reconstructions tri-dimensionnelles modèle-indépendantes. Récemment, les nouvelles méthodes ont permis la mesure de paramètres architecturaux directement sur la "segmentation" (binarisation selon l'atténuation linéaire) d'images 3D, provenant directement de la reconstruction d'un volume osseux. Ces techniques proposent en plus des paramètres morphométriques classiques, des paramètres spécifiques du modèle d'organisation trabéculaire, non-estimables lorsque les paramètres sont obtenus par l'utilisation d'une quelconque modélisation. Deux inconvénients majeurs caractérisent cependant cette technique : le point de résolution et le suivi longitudinal, inconvénients insolvables conjointement, les deux conditions s'excluant mutuellement. En effet, une résolution correcte est atteinte uniquement sur os excisés à cause de l'intensité de rayonnement nécessaire, ce qui ne résout pas les problèmes dus à l'échantillonnage ou au caractère invasive de la technique. Parallèlement une mesure *in-vivo*, à dose plus faible, entraînerait un manque d'exactitude lié à la graisse ou autre tissu mou.

Parmis les techniques utilisées chez l'humain, la micro-tomographie périphérique haute résolution (3HpQCT) réalisées par un ostéodensitomètre appelé : Xtreme CT, Scanco MEDICAL Bassersdorf, Suisse, est celle que nous avons utilisé dans notre recherche.

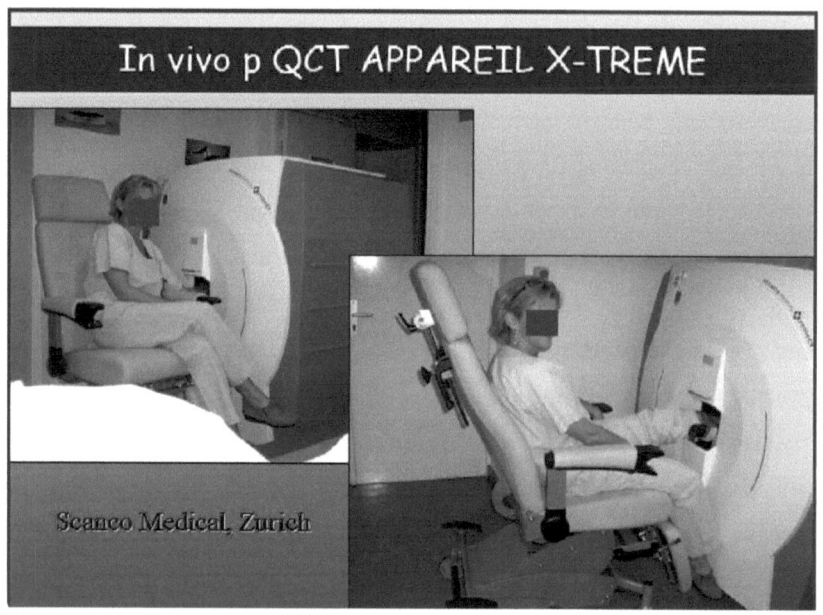

L'Xtreme CT délivre 2,5 ⬜Sv au niveau du radius et 5 ⬜Sv au niveau du tibia. Au niveau cutané la dose délivrée varie entre 2,5 et 5 ⬜Sv. A l'extérieur de l'appareil, on retrouve en moyenne 0,15 ⬜Sv. La dose d'irradiation est 60 fois plus faible que celle d'une radiographie de hanche. Le temps de mesure est de 30 mn, installation comprise.

Un tube à rayon X à foyer linéaire (anode en tungstène) est utilisé comme source. Ce tube fonctionne avec une tension de 60 Kv, une intensité de 95 mAs.

Pour minimiser le durcissement du faisceau (beam-hardening), un filtre en aluminium, qui réduit le spectre énergétique, est utilisé. Un scintillateur transforme les photons des rayons X en lumière. Une caméra (Camera Coupled Device, 1024 pixels/110) diode est couplée à l'appareil pour la détection de l'image. La fréquence de lecture des images est de 4,2 MHz (taux de pixels). Les données acquises sont transmises à une vitesse de 16 Mbits/s au contrôleur, qui transmet ensuite les données à l'interface SCSI de l'ordinateur.

Le microtomographe fonctionne en mode d'acquisition spiralé (l'objet scanné reste stationnaire, la source de rayons X et le détecteur tournent autour). Un total de 110 coupes sériées, de 9,5 mm d'épaisseur chacune, est acquis lors d'une mesure d'une durée approximative de 3 minutes. La résolution utilisée lors de cette étude est 100 µm (X, Y, Z). Lors d'une rotation, le système va acquérir 110 tomogrammes de 3072 pixels chacun (taille de la matrice 1536X1536).

La reconstruction des images, ainsi que l'analyse des données segmentées se fait avec un filtre optimal et constant de 82 voxels dans les trois directions de l'espace. Contrairement aux autres appareils, ou un volume d'intérêt cubique ou sphérique est choisi pour l'analyse des données, celui-ci permet une définition manuelle du volume d'intérêt. Cette méthode tient ainsi compte de l'hétérogénéité de la distribution trabéculaire, comme l'histomorphométrie classique.

II-2.3. Autres techniques

Parmi les autres techniques de microtomographie, l'utilisation de radiation synchrotron comme source de rayons X est une alternative à la µCT classique [Bonse U et coll 1994][57], la résolution spatiale atteinte par cette méthode étant de l'ordre de 2µm. Le faisceau monochromatique de cette technique est un avantage sur la tomographie classique, évitant le phénomène de durcissement du faisceau ("beam-hardening") conique, phénomène inévitable pour la µCT. Cependant, l'utilisation de cette méthode est toutefois restreinte, étant pour l'instant une technique de validation de la µCT classique.

III. L'OS ET LES CONTRAINTES MECANIQUES

III-1. Le mécanisme d'action et d'adaptation à la contrainte

La résistance du tissu osseux dépend de sa masse, de sa densité minérale, de sa micro-architecture et des qualités de sa matrice protéique. Ces propriétés sont sous le contrôle des facteurs systémiques ou locaux mais également des contraintes mécaniques appliquées à sa structure. Le squelette est soumis à des forces mécaniques complexes (forces de tension ou de compression). Ces forces, auxquelles s'ajoutent les forces de cisaillement (générées par les mouvements de fluides existants au sein du réseau des canalicules ostéocytaires et à la surface des travées osseuses), entraînent une déformation du tissu osseux auquel adhèrent les cellules.

Roux et Wolff ont, les premiers, défini l'architecture osseuse comme une résultante de lois mathématiques : l'épaisseur et le nombre de travées, c'est-à-dire la distribution de la masse osseuse, doivent correspondre à la distribution quantitative des stress mécaniques, et les travées doivent être soumises à une contrainte axiale en compression ou en tension [Roux W. 1895 Wolff J. 1892] [58][59]. Pauwels a poursuivi ce travail en décrivant les effets du stress mécanique sur les os longs et la résistance à la fracture [Pauwels F. 1980][60]. Ces lois forment la base de la mécanique osseuse, et c'est à partir de cette base que de nouveaux concepts émergent. La définition du stimulus mécanique dans l'adaptation osseuse a évolué au cours des cent dernières années. A l'origine, Wolff a proposé que la répartition du stress mécanique au niveau tissulaire ait déterminé l'architecture osseuse. Plus tard, Thompson et Frost ont précisé que la contrainte, le résultat du stress, était à l'origine d'un stimulus cellulaire [Thompson D, 1961 ; Frost HM, 1964] [61][62]. Les contraintes de tension ou de compression sont considérées comme étant les plus importantes pour l'adaptation osseuse, alors que les contraintes de cisaillement auraient peu d'impact sur l'os [Qin YX et coll 1996][63]. De plus il apparaît que l'adaptation osseuse à la contrainte mécanique se fait lors de contraintes dynamiques (cycliques). Ce mécanisme est soutenu par des études expérimentales qui ont montré que les contraintes dynamiques uniquement, et non les contraintes statiques, entraînent une réponse tissulaire [**Lanyon LE et Rubin CT. 1984 ; Liskova M, Hert J. 1971**][64 65].

Les mécanismes grâce auxquels l'adaptation osseuse fonctionne sont encore mal compris; cependant, ces phénomènes exigent une certaine forme de mécanotransduction cellulaire [**Duncan RL et Turner CH. 1995**][66]. La mécanotransduction, ou la conversion d'une force biophysique en une réponse cellulaire, est un mécanisme essentiel pour une grande variété de fonctions physiologiques qui permettent à des organisations biologiques de répondre à un environnement mécanique. Vraisemblablement, la mécanotransduction osseuse inclut quatre étapes distinctes :

(1) *le couplage mécanique ou mécanocouplage*, la transformation de la force mécanique appliquée à l'os en un signal mécanique local perçu par une (ou des) cellule(s) cible(s);

(2) *le couplage biochimique*, traduction du signal mécanique local en un signal biochimique et, finalement, soit en expression génique soit en activation protéique;

(3) *la transmission du signal* de la cellule cible à la cellule effectrice, c'est-à-dire la cellule qui va réellement former ou résorber le tissu osseux;

(4) *la réponse des cellules effectrices*, la réponse appropriée au niveau tissulaire.

En contrainte, le tissu se déforme entraînant des déformations locales (rapportées en microdéformations; 10000 microdéformations=1% de changement en longueur, ou 1strain=100%). Nous pouvons supposer que les ostéocytes agissent en tant que cellules cibles. De par leur emplacement dans le tissu, les ostéocytes subissent la même variation de déformation que le tissu. En outre, les gradients de pression que le tissu provoque en se déformant, créent un flux de fluide extracellulaire à travers les ostéocytes. Cependant, la contrainte mécanique et les forces de cisaillement ne sont pas les seuls phénomènes à intervenir : la déformation crée des effets piézo électriques et le flux liquidien entraîne la formation de champs électriques appelés « potentiels de flux » [Chakkalakal DA. 1989, Turner CH, Pavalko FM. 1998][67,68]. Chacun de ces trois phénomènes joue un certain rôle dans la mécanotransduction, car plusieurs études ont montré que les cellules osseuses répondaient aux contraintes mécaniques [Somjen D et coll 1980][69], au flux liquidien [Reich KM et coll, 1990][70], ainsi qu'aux champs électriques [Korenstein R et coll, 1984][71]. Cependant, la contrainte mécanique utilisée (en terme d'amplitude et de durée), pour activer les cellules osseuses *in vitro*, est 10 à 100 fois supérieure à celle requise *in vivo*, même si cette notion est vivement discutée.

III-2. Le tissu osseux et la diminution des charges mécaniques

La diminution de la contrainte mécanique regroupe des conditions physiques aussi variées que la microgravité, l'immobilisation, la diminution d'activité physique ou bien la décharge mécanique. Ces trois dernières conditions se déroulent en présence du vecteur gravité terrestre mais tendent à supprimer, ou du moins à amoindrir son influence sur le tissu osseux. La diminution de la contrainte mécanique peut revêtir un caractère hypokinésique (diminution des mouvements, de la mobilité), hypodynamique (diminution de la charge supportée) ou bien les deux à la fois.

Les conditions de décharge mécanique rencontrées en milieu aquatique sont souvent qualifiées d'hypogravitaires; en fait, il ne s'agit pas d'une diminution du vecteur gravité mais simplement d'une diminution de la charge ressentie extérieurement par l'organisme entier.

III-2.1. Chez l'Homme

III-2.1.1. La microgravité

Il a été démontré que la diminution des charges mécaniques au niveau de l'os obtenue soit par immobilisation à long terme soit en condition de microgravité induit chez l'homme une perte osseuse significative accompagnée de troubles de la minéralisation due à un découplage du remodelage avec une augmentation de la résorption et une diminution de la formation [Jaworski et Coll, 1986; LeBlanc et Coll, 1990; Schneider et Coll, 1995; Kim et Coll, 2003]$^{72, 73, 74, 75}$. Une étude de Vico et coll, portant sur 22 cosmonautes ayant effectué entre un et six mois de vol spatial, confirme l'absence de perte osseuse dans le radius alors que la DMO du tibia diminue au niveau de l'os trabéculaire dès le premier mois et au niveau de l'os cortical à partir du second mois. Cette perte osseuse localisée dans les os porteurs est plus marquée après un séjour de six mois en microgravité et reste au même niveau six mois après le vol, suggérant que le temps nécessaire à la récupération est supérieur à la durée de la mission spatiale. Il est toutefois important de souligner que, pour des mêmes conditions de vol, certains cosmonautes ne manifestent pas de perte osseuse, contrairement à leurs co-équipiers; cette différence de sensibilité au stimulus microgravitaire pourrait s'expliquer par des différences génétiques [Vico et Coll, 2000]^{76}. Par ailleurs, Whedon GD et coll ont montré en apesanteur, une augmentation de l'excrétion urinaire du calcium et du phosphore avec une élévation de l'hydroxyprolinurie et de la fraction non dialysable de l'hydroxyproline [Whedon GD et coll, 1979]^{77}.. Des vols spatiaux d'une durée variant de un à six mois démontrent d'une part, la diminution de deux paramètres de la formation osseuse [Le PICP (Peptide C-terminal du Procollagène de type I) et la PAL (Phosphatase Alcaline)], et d'autre part, le découplage des activités de remodelage : augmentation de la résorption (CTX : Télopeptide C de la chaine α1 du collagène de type I et Deoxypyridinoline) [Smith SM et coll, 1998]^{78} parallèlement à une diminution de la formation (PICP et PAL osseuse) **[Caillot-Augusseau A et coll, 2000 ; Caillot-Augusseau A et coll, 1998]**[79] [80]. Au retour sur Terre, même si les paramètres hormonaux retrouvent très vite les valeurs pré-vol **Caillot-Augusseau A et coll, 1998]**[80], la normalisation de la balance phosphocalcique est moins immédiate et la durée est proportionnelle à la durée du vol **[Whedon GD et coll, 1979]**[77]. De façon plus inquiétante, le délai de récupération d'une masse osseuse normale est également beaucoup plus long **[Lang TF et coll, 2006; Tilton FE et coll, 1980]**[81] [82].

III-2.1.2. L'immobilisation

L'alitement prolongé pour des raisons de longue maladie entraînent une mise en décharge mécanique des os porteurs et est de ce fait responsable d'une perte osseuse au niveau de ces régions **[Krolner B, Toft B. 1983]**[83]. Depuis quelques années et sur la base de l'observation de ces patients, un modèle de microgravité simulée a été mis au point chez l'homme : il s'agit du décubitus en position anti-orthostatique (tête inclinée vers le bas selon un angle de quatre à six degrés).

Au cours de différents décubitus anti-orthostatiques, il a été rapporté une augmentation de l'excrétion calcique urinaire à partir de la quatrième et jusqu'à la septième semaine d'immobilisation **[Inoue M et coll, 2000 ; Kim H et coll, 2003]**[84] [85]. Une diminution de la DMO s'observe dans les membres inférieurs alors qu'elle augmente au niveau du crâne dès la sixième jusqu'à la dix-septième semaines d'alitement **[Leblanc AD et coll, 1990]**[86] : à ce moment, la DMO mesurée sur le corps entier chute de 1,4%. Localement, après six semaines de décubitus, la DMO observée au niveau du radius ne varie pas, diminue au niveau des membres inférieurs et augmente au niveau du crâne **[Uebelhart D et coll, 2000]**[87]. Plusieurs études ont décrit une augmentation des marqueurs de résorption osseuse pendant les quatre premiers jours du décubitus (dosage de la phosphatase acide tartrate-résistante, de l'hydroxyproline, de la Déoxypyridinoline et du CTX urinaire), alors que pour les marqueurs de formation osseuse, aucun changement de l'activité phosphatase alcaline ou une augmentation du taux d'ostéocalcine sont notés [van der Wiel HE et coll, 1991; Lueken SA et coll, 1993; Uebelhart D et coll, 1995; Smith SM et coll, 1998 ; Baecker N et coll, 2003][88 89 90 91].

III-2.1.3. L'immobilisation des traumatisés médullaire

A l'instar des personnes soumises à un alitement prolongé, il est actuellement bien établi que les personnes ayant subi un accident médullaire entraînant une paralysie, présentent également une perte osseuse importante au niveau des zones paralysées [Minaire P et coll, 1974 ; Uebelhart D et coll, 1996][92 93]. Cette perte osseuse est plus importante que dans les situations précédentes probablement du fait qu'à la décharge mécanique imposée par la paralysie, se surajoutent des perturbations circulatoires responsables d'une mauvaise irrigation du tissu osseux. Quel que soit l'âge du sujet, sa perte osseuse, non détectable durant les six premiers mois suivant l'accident, le devient après un an puis est constante jusqu'à atteindre le seuil fracturaire au niveau du col fémoral dans les cinq ans qui suivent l'accident [Szollar SM et coll 1998][94]. Sur le plan métabolique, la perte osseuse est associée à une hypercalciurie majeure due principalement à une hyper-résorption osseuse mise en évidence par l'augmentation des taux urinaires de déoxypyridinoline (taux dix fois supérieur à la normale entre dix et seize semaines après l'accident). Quant aux marqueurs de la formation osseuse (PAL osseuse et PICP), leur taux reste dans des valeurs normales [Roberts D et coll, 1998][95].

III-2.2. Chez l'animal

Comme chez l'Homme, la microgravité induit des altérations tissulaires et cellulaires au niveau des os porteurs du rat. Au niveau cortical, les jeunes rats présentent un ralentissement ou un arrêt de la croissance périostée du tibia et de l'humérus [Morey ER, Baylink DJ. 1978 ; Wronski TJ, Morey ER. 1983 ; Turner

RT et coll, 1985][96][97][98]. Au niveau trabéculaire, on observe une diminution de la masse osseuse accompagnée d'altérations architecturales et des activités cellulaires osseuses [Vico L et coll 1993 ; Vico L et coll, 1988][99][100]. Dès la première semaine de vol, la diminution de la croissance en longueur du tibia est effective, ainsi que la réduction de la zone spongieuse primaire consécutive aux perturbations enregistrées dans la plaque de croissance. Après deux semaines de vol, ces perturbations progressent moins rapidement, sont visibles au niveau du tibia proximal et de l'humérus. La perte de masse osseuse persiste après la troisième semaine. Toutefois, la réduction de la mobilité chez la souris, par diminution de la surface des cages, entraîne une perte osseuse qui agrave l'ostéoporose liée à l'âge et au manque d'exercice physique [Silbermann M et coll, 1990 ; Burkovskaya TE et coll 1994][101][102]. De même l'immobilisation par plâtrage ou bandage chez l'animal [Li XJ et Jee WS. 1991 ; Li J et coll, 1998][103][104] provoque une perte osseuse comparable à celle observée chez l'homme lors de l'ostéoporose sénile, au moins au niveau de l'os trabéculaire. La mise en décharge mécanique des membres en utilisant les systèmes de suspension par la queue démontre des chez le rat, des résultats comparables à ceux observés en apesanteur [Wronski TJ et Morey ER, 1982 ; Globus RK et coll 1986; Ehara Y et Yamaguchi M, 1996 ; Vico L et coll 1991][105][106][107][108].

La récupération osseuse après la reprise d'une mobilité ou une re-soumission à une charge mécanique et à une gravité normale reste variable selon les études. En effet, après un vol de 18,5 jours, la masse osseuse n'est pas récupérée 29 jours après le retour au sol [Wronski TJ et coll, 1981; Jee WS et coll, 1983][109][110] et une diminution de la résistance à la compression axiale est toujours observée au niveau des vertèbres [Eurell JA et coll, 1983][111]. Par ailleurs, la reprise d'une mobilité normale chez des rats immobilisés pendant 3 semaines, entraîne une récupération osseuse plus faible et incomplète par rapport à des rats soumis à une course intense sur tapis roulant [Jarvinen TL et coll, 2001; Kannus P et coll, 1996][112,113]. Il est en effet admis qu'un exercice physique est indispensable pour avoir des os de bonne résistance.

III-3. Le tissu osseux et l'exercice physique

Bien que la réponse du squelette aux augmentations de contraintes mécaniques soit en partie déterminée génétiquement [Krall et Coll 1993; Runyan SM et coll, 2003][114][115], il est reconnu que 20 à 40% des variations de la DMO sont expliqués par des facteurs environnementaux, comme l'exercice physique ou l'alimentation calcique. Toutefois, les effets de la contrainte mécanique per se sont difficiles à étudier chez l'homme et l'animal: en effet l'exercice physique engendre de nombreuses modifications hormonales, cardio-vasculaires, ventilatoires et métaboliques.

III-3.1. Chez l'animal

La charge mécanique appliquée par flexion 4 points peut induire chez le rat jeune, une augmentation de la masse osseuse des tibias par un bilan tissulaire positif, le régime de contrainte est dit « ostéogénique » [Mosley and Lanyon, 2002][116]. De la même manière, des exercices de course peuvent induirent chez le rat, une augmentation de la masse osseuse des fémurs associée à une croissance en longueur des os porteurs [Steinberg et Trueta, 1981; Mc Donald et Coll, 1986 ; Huang TH et cool, 2003][117][118][119]. Ces résultats suggèrent que ce sont les changements de niveau de contrainte perçus par l'os qui jouent le rôle d'éléments régulateurs. Cependant, Saville et coll ont montré qu'un entraînement de six heures par jour à la course sur tapis roulant chez le rat, entraîne une augmentation du gain osseux. [Saville PD et Whyte MP 1969; Iwamoto J et coll 2004][120][121]. Pour Yeh et coll, cette augmentation de la masse osseuse s'accompagne d'une augmentation de la formation osseuse avec une balance calcique positive seulement après trois semaines d'entraînement à la course [Yeh JK, Aloia JF. 1990][122]. L'exercice provoque une stimulation de la demande et de l'absorption minérale ainsi qu'une élévation du taux sérique de phosphatase alcaline. D'autres auteurs ont montré qu'à partir de trois semaines d'exercice volontaire dans une roue, il se produit une augmentation significative du volume osseux chez les rats coureurs, accompagnée d'une élévation de la phosphatase alcaline et des paramètres de formation osseuse dès la première semaine [Holy X et Zerath E. 2000][123]. Par ailleurs, il a été démontré qu'une course modérée sur tapis roulant conduit à une augmentation du volume osseux nettement plus importante dans la zone spongieuse secondaire de la métaphyse tibiale que dans la spongieuse primaire ou l'épiphyse [Bourrin S et coll, 1995] [124]. Yeh et coll. montrent que ce type d'activité physique chez le jeune rat conduit à un découplage des activités cellulaires du remodelage osseux par augmentation de la formation ostéoblastique et diminution de la résorption ostéoclastique [Yeh JK et coll, 1993][125]. Le gain osseux ainsi obtenu persiste plusieurs mois après l'arrêt de l'exercice [Kiuchi A et coll, 1998][126]; ainsi, le bénéfice osseux lié à l'exercice commencé pendant la croissance, serait maintenu à l'âge adulte. Le bénéfice osseux d'un exercice modéré peut également être utilisé dans un but préventif pour prévenir ou traiter la perte osseuse induite par la microgravité [Norman TL et coll, 2000 ; Bourrin S et coll, 1995][127, 124]. Il a été démontré, chez l'animal, l'effet délétère sur la masse osseuse d'un exercice physique trop intense [Bourrin S et coll, 1994][128].

Sur des rats et des souris contraints à la nage, les données sont peu nombreuses et controversées : certaines études révèlent une perte osseuse alors que d'autres soutiennent un gain osseux. L'étude de Swissa-Sivan et coll, réalisée sur l'humérus de jeunes rats indique une très légère augmentation de la densité osseuse et une augmentation du contenu minéral osseux associées à des tailles et volumes osseux plus importants chez les rats nageurs. Dans ce cas, on peut supposer que le gain osseux proviendrait principalement d'un effet sur la croissance du jeune rat combiné à un effet de l'activité musculaire qui pourraient contrebalancer l'effet "hypogravitaire" du milieu aquatique [Swissa-Sivan A et coll, 1989][129]. Dans l'étude de Hoshi et coll. des souris nageuses âgées présentent une très faible augmentation de la densité osseuse fémorale sans modification des propriétés biomécaniques de l'os [Hoshi A et coll, 1998][130]. Par contre, l'étude de Bourrin et coll, effectuée sur des fémurs et vertèbres de rats âgés et pratiquant un exercice de nage à faible intensité, révèle une diminution nette de la masse osseuse et de l'épaisseur trabéculaire associées à une diminution des activités cellulaires de remodelage dans les os des rats nageurs [Bourrin S et coll, 1992][131]. Ces études tendent à montrer qu'un exercice de nage (milieu "hypogravitaire") pratiqué à faible intensité afin de limiter les effets de la composante musculaire, provoquerait une perte osseuse due à une altération de la formation osseuse.

La plupart des études de la réponse osseuse à l'exercice chez l'animal sont faites sur des rats ou des souris. Cependant, certaines études ont étudié l'effet de l'exercice sur d'autres espèces animales. En effet, Jackson BF et coll ont montré que 20 semaines de marche sur tapis roulant a raison de 3 fois par semaines entraînent chez de jeunes chevaux âgés de 2ans, une augmentation de la DMO, du CMO et de la concentration sérique d'octéocalcine avec une baise du carboxy-terminal propeptide du collagène de type I (ICTP, marqueur de résorption) [Jackson BF et coll, 2003][132]. Raab DM et coll montrent dans une étude portant sur des porcs adultes soumis à 20 minutes par jour de marche sur tapis roulant pendant 20 semaines que l'exercice n'entraine pas d'augmentation du CMO et de la surface osseuse de la diaphyse fémorale, mais il augmente le taux d'apposition minéral au niveau périostal et intra-cortical. [Raab DM et coll, 1991][133].

En fin, à l'échelle cellulaire la répétition journalière d'un impact de 17.8N à 1Hz pendant 1800 cycles sur des tibias de chiens placés dans des chambres de compression hydraulique entraîne une augmentation de la synthèse de procollagène de type I à partir du troisième jour et une augmentation de l'activité de la phosphatase alcaline au sixième jour. L'application d'une seule contrainte est responsable d'une expression biphasique de c-fos et d'egr-1 à 30 minutes avec un retour au niveau basal à la 12ème heure suivi d'un second pic d'expression 24h après la contrainte [Moalli MR et coll, 2000][134].

III-3.2. Chez l'Homme

L'activité physique régulière et modérée pratiquée avant et au cours de la puberté, permet d'optimiser le pic de la masse osseuse atteint entre 17et 20 ans. Chez l'adulte, elle permet de limiter la perte osseuse physiologique liée à l'âge et de réduire le taux de survenue des fractures. En effet plusieurs travaux effectués chez l'homme montre un gain de masse osseuse après un entraînement physique [**Rubin et Lanyon, 1984; Smith et Coll, 1989; Lanyon, 1992; Bloomfield, 2001**][135 136 137 138].

III-3.2.1. La réponse osseuse à l'exercice physique avant la puberté

Divers travaux montrent que la réponse osseuse à l'âge adulte et à l'adolescence est d'autant meilleure que le sport a été débuté à la phase prépubèrtaire [**Heinonen A et coll, 2000; Morris FL et coll, 1997**][139 140]. Plusieurs études montrent l'augmentation de la densité minérale osseuse engendrée par différents programmes d'exercices à impact chez l'enfant : des études conduites chez des fillettes et des garçons pré-pubères sautant 100 fois par jour d'une hauteur de 61 cm pendant 7 mois, mettent en évidence une augmentation de la densité calcique [**Robyn K et coll, 2001**][141]; chez des fillettes pré-pubères, la pratique de la gymnastique de façon régulière entraîne une augmentation de la densité calcique des os porteurs [**Nickols-Richardson SM et coll, 2000; Courteix D et coll, 1999 ; Courteix D et coll, 1998**][142 143 144] ; dans une étude transversale menée sur des gymnastes pré-pubères âgées de 11 ±2 ans, s'entraînant 12 à 20 h par semaine, et ayant une pratique antérieure de trois ans, il est démontré que la DMO est plus élevée au niveau du col du fémur, des vertèbres lombaires, du trochanter, du triangle de wards et des avants bras (mid radius, distal radius) que chez les témoins de même âge. Bass et coll montrent après un suivi de 1,1 ± 0,01 an de joueuses de tennis prépubères, une augmentation du contenu minéral osseux au niveau de l'humérus dominant par rapport au non dominant, et cette augmentation est le résultat d'une surface cortical plus grande [Bass SLet coll, 2002][145]. Par ailleurs une étude longitudinale menée par Scerpella et coll sur deux groupes de gymnastes pré-pubères âgées de 7 à 11 ans à des niveaux d'entraînements différents (le premier groupe s'entraînant de 1h à 8h par semaine et le deuxième groupe s'entraînant plus de 8h par semaine), montre que la DMO dans les deux groupes de gymnastes est plus élevée au niveau de l'avant bras, des vertèbres lombaires, et du corps entier que chez les témoins après 6 mois d'entraînement, et au niveau des jambes dans le groupe à durée d'entraînement la plus élevée [Scerpella TA et coll, 2003][146]. Dans une autre étude, Ward KA et coll montrent chez des gymnastes filles et garçons prépubères, une densité minérale osseuse et un contenu minéral osseux surfaciques au niveau des vertèbres lombaires et du corps entier plus élevé par rapport aux contrôles. Ils montrent également une densité osseuse volumétrique totale et trabéculaire du radius et du tibia avec une épaisseur corticale et une résistance osseuse tibiale plus élevées chez les sportifs que chez les contrôles [Ward KA et coll, 2005][147].

En revanche, certaines études démontrent que le bénéfice osseuse liée à l'exercice physique est très faible avant la puberté [Linden C et coll, 2006 ; McKay HA et coll, 2000][148,149]. Dans une autre étude longitudinale menée sur des fillettes prépubères soumise à des exercices de sauts pendant 10 à 12 min, 3 fois par semaine durant 7 mois outre l'éducation physique à l'école, la DMO surfacique des vertèbres lombaires, du corps entier, du trochanter et du fémur proximal et l'épaisseur cortical du fémur proximal sont comparables entre les sportives et les contrôles [Petit MA et coll 2002][150]. Une étude longitudinale réalisée chez des fillettes de 7 à 17 ans pratiquant le tennis, groupées en 5 stades de tanner, et s'entraînant 1 à 2 fois par semaine pendant 1 an, montre qu'il n'y pas de différence significative de la DMO lombaire, du bras dominant et non dominant entre les filles sportive et les contrôles dans le premier stade de tanner mais que la différence devient significative au niveau du bras dominant à partir du troisième stade de tanner et au niveau lombaire à partir du quatrièmes stade de tanner . [Haapasalo H et coll, 1998][151].

Certains auteurs estiment que chez l'enfant, les activités d'intensité modérée de type aérobie ont un impact osseux sensiblement plus efficace qu'elles ne l'ont à l'âge adulte. Toutefois, un exercice trop intense, en particulier, chez la fillette prépubère, pourrait entraîner des troubles hormonaux responsables d'un retard pubertaire, suivi d'un retard d'acquisition du capital osseux, malgré l'effet ostéogénique de l'exercice [Bass S et coll, 1998][152]. La même chose à été retrouvé chez des petite filles qui ont commencé très tôt un entraînement intensif dans des discipline à risque en particulier la course de fond, la gymnastique, la danse… : le retard d'apparition des premières règles a pour conséquence un pic de masse osseuse inférieur à la valeur attendue [Sherman RT et Thompson RA 2004][153]. Cette effet délétère n'a, à notre connaissance, jamais été retrouvé chez le garçon.

III-3.2.2. La réponse osseuse à l'exercice physique pendant la puberté

L'effet bénéfique de l'activité physique sur la réponse osseuse pendant la puberté est bien documenté dans la littérature [Greene DA et coll, 2005; Nurmi-Lawton JA et coll, 2004; Conroy BP et coll, 1993] [154] [155] [156]. D'ailleurs, il semble qu'à la puberté, le squelette soit particulièrement adaptable et donc spécialement réceptif à des stimuli issus de mouvements [Theintz G et coll, 1992][157]. Une activité physique régulière, en particulier dans les premiers stades pubertaires, va être à l'origine de modifications géométriques de l'os, avec acquisition d'un diamètre osseux et de surfaces corticales et médullaires augmentés conférant à l'os une résistance accrue lors de situations de stress [Haapasalo H et coll, 2000][158]. Dans la population générale, les adolescents qui sont régulièrement actifs atteignent un pic de masse osseuse de 9% et 17% plus élevé, chez les filles et les garçons respectivement, que ceux qui sont sédentaires [Bailey DA et coll 1999][159]. Toutefois, l'acquisition de la DMO chez les adolescents suivant un entraînement physique intensif, suit le modèle normal, lorsque ces changements sont reportés à l'âge osseux [Markou KB et coll, 2004][160]. L'âge du début de l'activité, la durée de cette activité et l'intensité de l'exercice modèlent l'acquisition de la DMO. L'entraînement régulier chez des athlètes de haut niveau pendant la puberté montre que le tissu osseux à d'importantes capacités d'adaptation. D'ailleurs, chez des filles et des garçons péripubères, 3 minutes de sauts 3 fois par jour d'école pendant 8 mois entraînent une augmentation significative du CMO de 2% au niveau du fémur proximal et de 2,7% au niveau du trochanter par rapport aux contrôles [McKay HA et coll, 2005][161].

La pratique régulière d'une activité sportive exerçant une force répétitive et rythmique sur le squelette et allant dans le même sens que celle produite par la gravitation représente vraisemblablement un stimulus essentiel (une alimentation équilibrée et un apport suffisant de calcium étant supposés acquis) en période pubertaire. En effet, une étude menée sur des jeunes filles âgées de 14±0,4 ans et pratiquant le handball depuis au moins 1 ans, a montré une DMO et un CMO plus élevés au niveau des vertèbres lombaires, du pelvis et des membres inférieurs, et une DMO plus élevée au niveau du col fémoral et du membre supérieur droit par rapport aux contrôles. [Vicente-Rodriguez G et coll, 2004][162].

Plusieurs autres études ont montré que l'effet de l'exercice physique sur l'acquisition de la masse osseuse est d'autant plus bénéfique que la pratique se fait en période pubertaire [Lehtonen-Veromaa M et coll 2000; Haapasalo H et coll, 1998; Dowthwaite JN et coll, 2006][163, 151, 164]: en effet, des résultats obtenus chez des gymnastes prépubères, péripubères, et post-pubères âgées de 6 à 14 ans, ont montré qu'après 3 ans d'entraînement, le CMO et la DMO sont plus élevés chez les péripubères et les post-pubères que chez les pré-pubères dans tous les sites de mesures (vertèbres lombaire, col de fémur, radius, grand trochanter [Slemenda CW et coll, 1994][165]. Toutefois, ces études ne comparent pas les pourcentages d'augmentation de masse osseuse entre les stades de tanner, mais elles comparent les valeurs brutes dans ces stades, ce qui rend difficile d'affirmer que la réponse osseuse due à l'exercice physique est plus bénéfique à la puberté.

Comme chez les prépubères, tout excès de pratique sportive pourrait avoir un effet délétère sur l'acquisition du capital osseux. Ainsi, l'augmentation du risque de facture lié à l'effort est significativement corrélée à la pratique sportive intensive chez des athlètes adolescentes. De la même manière, il y a un seuil de pratique au delà duquel le risque de facture liée à l'effort est significativement plus élevé [Loud KJ et coll, 2005][166].

III-3.2.3. La réponse osseuse à l'exercice physique chez l'adulte

La plupart des protocoles d'intervention, que les activités physiques soient aérobiques ou de renforcement musculaire, mettent en évidence chez l'adulte des gains musculaires importants et des gains osseux fort modestes de l'ordre de 1 à 2% sur la période étudiée qui ne dépasse toutefois jamais un à deux ans. Des études transversales montrent que la pratique d'une activité sportive régulière s'accompagne d'une masse osseuse augmentée (environ 10%) si l'on compare des sujets sportifs réguliers à des sujets sédentaires de même âge et de même sexe [Drinkwater BL et coll, 1993][167]. Ce gain est synonyme d'un risque de fracture diminué de moitié.
Plusieurs autres études ont montré un effet bénéfique de l'activité physique sur la réponse osseuse à l'âge adulte [Nordstrom A et coll, 2006 ; Elloumi M et coll, 2006][168][169]: des études effectuées sur des haltérophiles de haut niveau ont montré que le contenu minéral osseux au niveau du fémur distal (zone de forte surcharge mécanique) est plus élevé d'environ 40% par rapport à des individus pratiquant peu de sport [Nilsson BE, Westlin NE 1979 ; Conroy BP et coll, 1993][170][171]. De façon similaire, les athlètes pratiquant des sports tels que le tennis [Calbet JA et coll, 1998][172] et le volley-ball, dans lesquelles les contraintes mécaniques sont asymétriques, présentent une masse osseuse humérale du bras dominant augmentée jusqu'à 30% comparativement à celle du bras controlatéral [Calbet JA et coll, 1999][173]. Dans une autre étude, chez des coureurs de haut niveau la DMO est plus élevée au niveau des os contrains (le calcanéum, les membres inférieurs, le col du fémur, le pelvis et les vertèbres lombaires), et seulement une tendance à l'augmentation est retrouvée au niveau des os non contrains (les membres supérieurs, la tête et les cotes [Kemmler W et coll, 2006][174].
La réduction de l'activité physique est suivie de la perte de DMO dans un délai de 3 ans après l'arrêt de l'entraînement, principalement au niveau des sites porteurs. Les effets ne sont confinés qu'à la densité et pas à la taille des os. Ces données montrent que les bénéfices osseux résultant de l'exercice physique sont en majeure partie localisés au niveau des zones où s'exerce la surcharge mécanique. Un effet dose avec

une relation positive entre le nombre d'année de pratique et la masse osseuse est rapporté dans certaines études [**Kannus P et coll, 1994 et 1995; Haapasalo H et coll, 1996**] [175] [176].

Sur le plan biochimique, l'exercice physique induit des modifications du métabolisme osseux : la concentration des marqueurs biochimiques de formation osseuse augmente au cours d'un programme d'activité physique en même temps que les marqueurs de résorption ostéoclastique sont diminués [**Casez JP et colll, 1995**][177].

Dans certaines conditions, chez l'adulte, la pratique d'un sport réputé ostéogénique peut avoir un effet délétère sur le tissu osseux. La pratique intensive de la course à pied par des adultes non habitués aux entraînements peut provoquer des fractures de fatigue [**Margulies JY et coll, 1986**][178]. Chez des marathoniens hommes et femmes, un déficit osseux est fréquemment observé au niveau des vertèbres lombaires [**Drinkwater BL et coll, 1984**][179]. Pour les athlètes féminines surentraînées, le problème est accentué par les effets néfastes du surentraînement sur le cycle hormonal [**Warren MP, Perlroth NE. 2001**][180]. Ces athlètes sont confrontées à la fois à des désordres de leur ration alimentaire, à des diminutions de leur masse corporelle et à des problèmes d'aménorrhée conduisant à une ostéoporose précoce [**West RV 1998**][181], soulignant du même coup la dépendance multifactorielle de la masse osseuse. Enfin, une étude portant sur trois groupes de footballeurs de moyenne d'âge 24 ans et de durée de pratiques différentes (6h, 8h, 12h) montre qu'à partir de 6 heures de football pratiqué par semaine, la DMO n'augmente plus [**Karlsson MK et coll, 2001**][182]. Cela laisse à penser que l'intensité optimale d'exercice, permet la réponse la plus adaptée à la contrainte.

III-3.2.4. La réponse osseuse à l'exercice physique chez le sujet âgé

Chez les personnes âgées, l'exercice physique permet d'une part de prévenir voire d'arrêter la perte osseuse rapide et donc de diminuer le risque de fracture et d'autre part d'améliorer le tonus musculaire, la fonction cardio-vasculaire et les postures [Lord SR et coll 1996][183] limitant de ce fait le risque de fracture par chute. Mais aucun gain osseux ne peut être affirmé.

Dans une étude récente, Englund et coll montrent chez des femmes âgées de 66 à 87 ans, qu'un entraînement à base d'exercices d'aérobic, de stretching, de coordination et d'équilibre pourrait réduire le risque des fractures par amélioration de la densité osseuse aussi bien que de la force musculaire, et de la capacité de marche [Englund U et coll 2005][184]. Dans une autre étude Daly et coll ont montré chez des hommes de plus de 50 ans que la pratique régulière des activités sportives et de loisir ostéogéniques est une déterminante majeure de la surface, de la qualité et de la résistance osseuse mais pas de la DMO au niveau des sites porteurs [Daly RM et coll, 2006][185]. Cependant, Kelly et coll ont montré dans une méta-analyse que l'exercice physique permet de maintenir ou même d'augmenter la DMO au niveau du fémur, des vertèbres lombaires chez des hommes âgés [Kelley GA et coll, 2000][186]. Ils ont montré aussi dans une autre méta-analyse chez des femmes postménopausées que cet exercice physique aide à maintenir et même à augmenter la DMO au niveau des vertèbres lombaires [Kelley GA et coll, 2002][187].

Toutefois, pour que l'activité physique soit bénéfique chez les personnes âgées, elle doit être particulièrement adaptées à cette population à laquelle il est hautement recommandé de pratiquer des exercices modérés en charge et en durée d'application, visant à protéger les capacités cardiovasculaires et le capital osseux. En effet, une étude effectuée sur des femmes et des hommes de plus de cinquante ans [Michel BA et coll, 1989][188] montre qu'au-delà de trois cents minutes d'exercice en charge par semaine (course à pied, danse et marche vigoureuse) la densité minérale rachidienne diminue. Cette carence minérale ne peut s'expliquer par l'âge, la masse corporelle ou bien le statut oestrogénique. Vico et coll montrent également qu'une augmentation de la résorption osseuse survient chez des hommes de plus de soixante ans pratiquant plus de six heures de sport par semaine. Ces travaux concluent à un effet non linéaire de l'exercice physique sur la masse osseuse [Vico L et coll 1993][189].

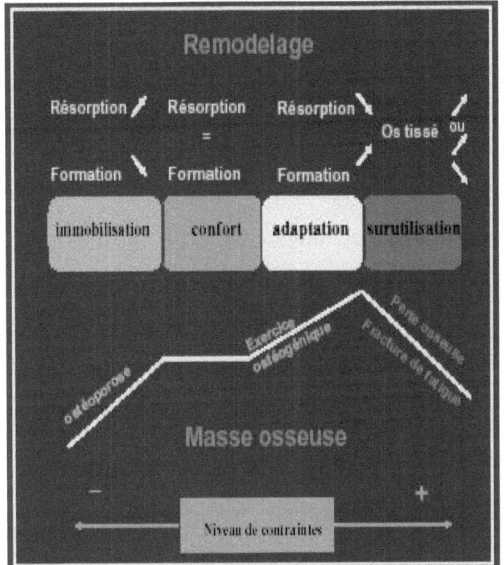 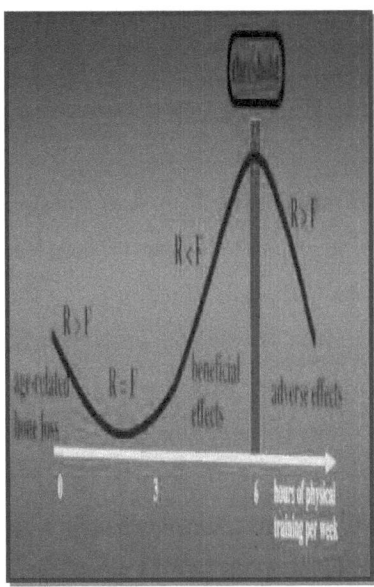

Figure 11 : le seuil critique de l'activité physique sur le gain osseux [Vico L et coll, 1993][189]

En résumé, le tissu osseux s'adapte aux modifications de son environnement mécanique par :
- Une perte de masse osseuse associée à des troubles de minéralisation en cas de diminution de la charge mécanique (immobilisation);
- Une stimulation de la formation osseuse en cas d'augmentation de la charge mécanique (exercices physiques).

L'impact sur le remodelage osseux des déformations mécaniques générées pendant l'activité physique dépend quand à lui de l'amplitude, de la fréquence, de la durée des contraintes mais aussi du mode d'application de la charge mécanique qui peut être continu (absence de phase de repos) ou intermittent (alternance d'exercices physique et de phase de repos).

III-3.3. Les effets de différents sports sur le tissu osseux

Il est bien admis maintenant que le sport en général à un effet bénéfique sur le tissu osseux dans les différentes périodes de notre vie. Mais, la réponse osseuse à la contrainte varie en fonction du sport (amplitude et fréquence des contraintes mécaniques produit par ce sport). En effet, plusieurs études montrent qu'il existe des différences dans la réponse osseuse à la contrainte mécanique selon le type de sport pratiqué : les athlètes pratiquant la gymnastique, la course à pied ou l'haltérophilie présentent un gain osseux [**Courteix D et coll, 1998 ; Bennell KL et coll, 1997**][144, 190] mais le niveau de gain est le plus important chez les haltérophiles. A l'opposé, dans le cas de sports à faible impact, il est difficile de distinguer les effets sur la masse osseuse selon la discipline pratiquée [**Maimoun L et coll, 2004**][191].

L'amplitude de l'effort semble être le paramètre décisif. En effet, les haltérophiles qui subissent des contraintes de très forte amplitude mais à basse fréquence [**Granhed H et coll, 1987**][192] semblent augmenter leur masse osseuse de manière plus importante que dans tout autre sport [**Colletti LA et coll, 1989**][193]. Il apparaît donc nécessaire de distinguer les sports qui engendrent des contraintes mécaniques basées sur la mise en charge (l'haltérophilie) et ceux qui engendrent des contraintes mécaniques par le biais d'impacts répétés (la course à pied). Par ailleurs, il semble que la durée de l'activité physique influence le gain de masse osseuse, de même que son amplitude et sa répétition. La répétition d'un mouvement puissant aurait un effet supérieur à la répétition fréquente d'un mouvement exerçant une force inférieure. Le gain de masse osseuse est maximum sur le segment du squelette qui est soumis aux contraintes les plus importantes, et ce de manière dynamique non pas statique. La force exercée par les muscles est donc déterminante, et expliquerait les différences de densité osseuse entre les coureurs de fond et les haltérophiles (3 à 7 fois le poids du corps), les sportifs exerçant des sports de sauts (2 à 8 fois le poids du corps), la course à pieds (1.5 à 3 fois le poids du corps) et la marche (1 fois le poids du corps).

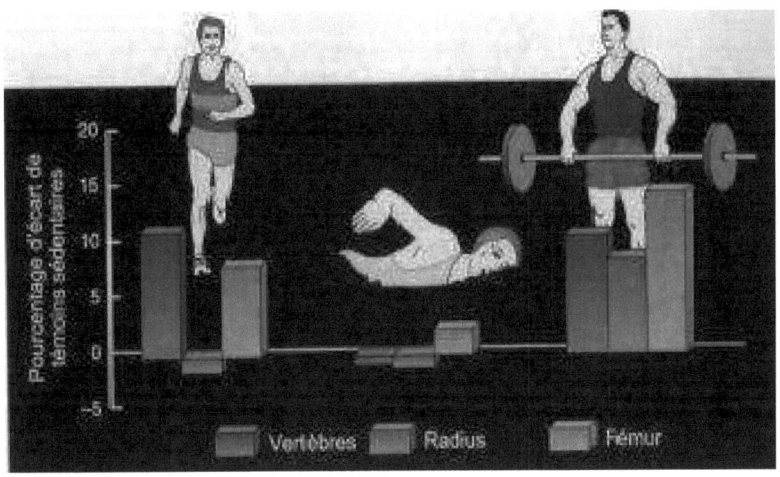

Figure 11 : écart en pourcentage de la DMO des trois os chez des coureurs, des nageurs et des haltérophiles par rapport à des témoins sédentaires [Bouchard et coll, 1994][194]

D'autres résultats suggèrent que le gain osseux provient de l'association entre la force musculaire et les impacts à l'exercice (impulsions, sauts, réceptions…) [Taaffe DR et coll, 2004][195]. Les activités pratiquées sans impacts répétitifs tel que le cyclisme ou en milieu hypogravitaire tels que la natation sont considérées comme sans effet sur de la masse osseuse : chez des cyclistes, il est rapporté que leur densité minérale osseuse au niveau de la colonne vertébrale est légèrement diminuée et que le contenu minéral osseux des jambes n'est pas modifié par rapport à des individus contrôles [Stewart AD, Hannan J. 2000 ; Rico H et coll, 1993][196][197]. De même, des études de la densité minérale osseuse fémorale et vertébrale réalisées sur des nageuses montrent que ce sport n'augmente pas la masse osseuse et parfois même, la diminue un peu [Taaffe DR et coll, 1995][198].

La plupart des sports adaptés à l'enfant et aux personnes âgées jouent un rôle important soit dans l'acquisition de la masse osseuse pendant la croissance chez l'enfant soit dans le maintien ou la réduction de la perte osseuse chez les personnes âgées.

Parmi ces sports, le football a prit une place privilégiée chez les jeunes et les adultes. Il associe des phases de jeux en aérobie et des phases en anaérobie, qui varient entre les courses, les sauts, les sprints et les tirs dont les effets sont bénéfiques sur la réponse osseuse. Une étude portant sur 33 footballeurs seniors amateurs pratiquant le football depuis au moins 12 ans a montré que l'augmentation de la DMO et du CMO varient de 13 % au niveau des vertèbres lombaires à 24 % au niveau du col de fémur versus les contrôles [Calbet JA et coll, 2001][199]. Par ailleurs chez des footballeurs professionnels de 24 ans qui s'entraînent 22 heures par semaine, le CMO est augmenté de 18 % au niveau du corps entier par rapport aux contrôles [Wittich A et coll, 1998][200]. La pratique du football pendant plusieurs années et commencée à la période prépubèrtaire entraîne un CMO et une DMO augmentée chez les footballeuses [Duppe H et coll, 1996][201]. Dans une autre étude portant sur 25 anciennes footballeuses âgées de 34 ans et plus, et sur 65 jeunes footballeuses âgées de 13 à 17ans, l'augmentation de la DMO est de 10 à 13 % au niveau des os porteurs par rapport aux contrôles [Karlsson MK et coll, 2001][202]. Enfin, la densité osseuse élevée acquise chez des anciennes footballeuses pendant leur carrière sportive subsiste plusieurs années après l'interruption de l'activité [Uzunca K et coll 2005][203]. Ces sports pourraient particulièrement être mal adaptés pour les personnes après 60 ans, un âge auquel il est pourtant hautement recommandé de pratiquer des exercices visant à protéger les capacités cardiovasculaires et le capital osseux. Dans cette situation, la pratique régulière d'un sport bien adapté à l'âge, à l'état de santé et l'état physique du sujet est recommandée pour prévenir les fractures ostéoporotiques et ses facteurs de risques.

Le golf est particulièrement bénéfique pour le squelette non seulement au niveau des membres inférieurs du fait des impacts au sol répétés lors de la marche soutenue qu'il requiert [Hoshino H et coll 1996][204], mais aussi au niveau des membres supérieurs grâce aux impacts transmis par le club au moment de la frappe de la balle, comme cela a été largement montré avec les sports de raquette [Nagata M et coll, 2002][205]. Il est démontré dans une étude longitudinale de 12 mois que la pratique du golf chez des femmes preménopausées entraîne une augmentation de leur

DMO au niveau des vertèbres lombaires et du fémur proximal [Goto S et coll, 2001][206]. De même, Alekel L et coll montrent chez des femmes preménopausées pratiquant la marche, que la DMO est plus élevées au niveau des vertèbres lombaires et du col fémoral que chez les sédentaires [Alekel L et coll, 1996][207].

III-4. Les autres composantes de la réponse osseuse

Depuis plusieurs années, d'autres études ont émis l'hypothèse que l'exercice physique induit non seulement la formation de contraintes mécaniques mais également la propagation de vibrations au sein du tissu osseux. Ces vibrations sont caractérisées par des fréquences élevées et des amplitudes faibles. Tanaka et Coll notamment démontrent que ces vibrations seules n'ont pas d'effet sur la masse et l'architecture osseuse, contrairement à l'association de la déformation mécanique et des mêmes vibrations qui induisent un effet ostéogénique supérieure à celui observé en présence de contraintes mécaniques seules. L'association de la déformation mécanique et de la propagation de ces vibrations est appelée résonance stochastique [Tanaka SM et Coll, 2003][208]. Dans une autre étude, Verschueren et coll ont montré que l'exposition à des vibrations chez des femmes postménopausées entraîne une augmentation de 0,93 % de DMO au niveau de la hanche avec une augmentation de la force musculaire isométrique et dynamique [Verschueren SM, et coll, .2004][209].

OBJECTIFS

La compréhension des grandes adaptations du squelette à l'exercice impose une connaissance approfondie de ses mécanismes sans lesquels l'application de l'exercice physique serait purement empirique et spéculative. En se distinguant des manuels classique de physiologie de l'os ce livre est un outil de réflexion orienté vers la compréhension des adaptations chroniques à l'exercice physique à différents niveau d'impact et en fonction de l'âge : de la période prépubertaire au troisième âge ; par des études expérimentales et une analyse critique. Pour ce faire, nous allons développer 3 études expérimentales à ce sujet:

Première étude :

➢ Monter que la pratique d'un sport particulièrement ostéogénique chez l'adulte, le football, est capable d'entrainer chez des garçons pré-pubères, une augmentation de masse osseuse au moins au niveau des os porteurs.

➢ Montrer que l'augmentation de la masse osseuse dépend de la durée d'application de l'activité sportive.

➢ Vérifier que le gain osseux réalisé pendant la saison sportive se maintient à l'issue de la période du repos estival (période sans entraînement).

Deuxième étude :

➢ Montrer l'effet du football sur la masse osseuse chez des garçons péripubères.

➢ Déterminer dans quelle période péripubertaire, la pratique du football est plus favorable pour l'acquisition d'une meilleure masse osseuse chez des garçons footballeurs.

Troisième étude :

➤ Montrer l'effet de la pratique d'un sport théoriquement adapté aux personnes âgées, le golf, sur la densité et la microarchitecture osseuse à proximité ou au niveau des sites osseux périphériques les plus fréquemment touchés par la survenue de fractures ostéoporotiques, le poignet et la hanche.

PREMIER ARTICLE

Publié dans la Revue du Rhumatisme (2008) 75 :44–52

DOI: 10.1016/j.rhum.2006.12.014

La pratique prolongée du football augmente le gain du contenu minéral osseux chez les garçons avant la puberté

Mohamed Zouch , Cristelle Jaffré, Thierry Thomas, Delphine Frère, Daniel Courteix, Laurence Vico, Christian Alexandre

Résumé

Introduction

Le football est un sport qui entraîne une forte ostéogénèse chez l'adolescent pubère et chez l'adulte, particulièrement sur les os porteurs. Malgré le fait que la pratique du football commence avant la puberté, nous connaissons peu de choses sur ses effets chez l'enfant. Le but de cette étude a été de rechercher si la pratique du football était capable d'augmenter le contenu minéral osseux (CMO) des os porteurs en agissant sur le remodelage osseux. Cela a été étudié chez des garçons impubères, en fonction de leur niveau d'entraînement et en comparaison avec des sujets témoins.

Méthodes

Lors de l'évaluation initiale, nous avons étudié 39 garçons impubères jouant au football (âge $11,7 \pm 0,8$ ans) qui ont été divisés en deux groupes, selon leur durée d'entraînement hebdomadaire (deux et quatre heures) ; 13 garçons ont constitué le groupe témoin (âge $10,7 \pm 0,6$ ans). Le CMO a été mesuré par absorptiométrie biphotonique et les marqueurs de la résorption osseuse (CTX) ont été mesurés par la technique Elisa. Ensuite, les mesures ont été effectuées deux autres fois au cours d'une période de dix mois. Seuls les 27 garçons n'ayant pas débuté leur puberté au cours du suivi ont été retenus pour l'analyse longitudinale.

Résultats

Lors de l'évaluation initiale, il n'y avait pas de différence du CMO des os porteurs entre les footballeurs et les témoins. Néanmoins, lors de l'analyse longitudinale, les footballeurs ont eu un gain de CMO significativement supérieur à la hanche totale (+10,7 % ; $p < 0,05$), au rachis lombaire (+10,5 % ; $p < 0,05$) et aux membres inférieurs, cette augmentation ayant été plus importante dans le groupe de ceux qui avaient la durée d'entraînement la plus longue (quatre heures/semaine) et cela tout particulièrement après un période estivale de repos. Pendant ce temps, la résorption osseuse a diminué chez les footballeurs, de même que le CMO au crâne (−4,6 %, $p < 0,001$).

Conclusion

Le CMO n'est pas significativement augmenté chez les garçons impubères jouant au football par rapport aux témoins. Néanmoins, le gain osseux annuel du CMO est plus élevé chez les footballeurs que chez les témoins et cela spécialement après une période de repos sportif.

Mots clés: Activité physique; Football; Garçon; Période prépubertaire

1. Introduction

Chez l'adulte, les hommes et les femmes pratiquant le football possèdent un contenu minéral osseux (CMO) et une densité minérale osseuse (DMO) supérieurs à ceux des sujets témoins [1], [2] and [3]. Ce sport associe des phases d'intense activité anaérobie (sprints), des phases de course en aérobie ainsi que de nombreux impacts (saut, frappe) [4]. Il est démontré que l'adaptation osseuse est liée au siège des contraintes : en comparaison avec 14 autres sports pratiqués en amateur par 704 hommes, les footballeurs ont une élévation du rapport de la DMO du membre inférieur sur celle du corps entier par rapport aux nageurs, aux boxeurs et à ceux faisant de la musculation, qui ont eux une augmentation de leur rapport DMO membre supérieur sur corps entier [5]. Cela est dû aux déformations osseuses secondaires aux vibrations et aux contraintes produites non seulement par les contractions musculaires agissant par les attaches osseuses, mais aussi aux impacts au sol et à la pesanteur en elle-même [6]. Ces déformations entraînent des modifications de l'activité des cellules osseuses sous la forme d'une stimulation du remodelage osseux associant une augmentation des activités ostéoblastiques et ostéoclastiques ce qui a été démontré chez de jeunes footballeurs adultes professionnels [7]. Il a aussi été montré que des enfants impubères pratiquant le football avec un haut niveau d'entraînement avaient une augmentation de la résorption osseuse [8]. D'après ces études, il semble que chez les jeunes et chez les adultes jeunes, l'augmentation du remodelage osseux qu'entraîne l'exercice physique se traduit par une balance osseuse positive, ce qui pourrait ne pas être le cas plus tardivement.

L'acquisition d'un pic de masse osseuse plus important au cours de l'enfance et de l'adolescence permet d'augmenter la résistance du squelette à l'âge adulte, ce qui semble entraîner une diminution du risque de fracture ostéoporotique chez le sujet âgé [9], cette donnée étant toutefois discutée [10]. Dans l'acquisition d'un pic de masse osseuse plus important, les activités physiques avec impacts sont au moins aussi importantes que l'alimentation [11]. Au cours de la phase pubertaire, toutes les études transversales effectuées chez des garçons ou des filles pratiquant des sports à impacts (course, gymnastique) ont démontré une augmentation de la DMO sur les os porteurs, particulièrement au col fémoral, cela en comparaison avec des sujets témoins [12] and [13]. Toutefois, les études de la DMO lombaire chez des gymnastes au moment de la puberté ont fourni des résultats contradictoires, la DMO pouvant être augmentée [14] ou non [15]. Le football est un des sports les plus pratiqués dans le monde notamment par de nombreux garçons, et plus récemment des filles, au stade prépubertaire, à la phase pubertaire et tout au long de l'adolescence (particulièrement aux États-Unis et en Asie). Néanmoins, l'influence du football sur la DMO des os porteurs et non porteurs reste mal connue. La plupart des données disponibles concernent des jeunes filles au moment de la puberté [16], [17] and [18] et confirment l'effet bénéfique du football sur la DMO quel que soit le site étudié. Mais chez l'enfant avant la puberté, il n'existe, à notre connaissance, qu'une seule étude longitudinale, ayant été effectuée sur une durée d'une année et ayant mesuré le CMO et la DMO chez des jeunes garçons [19] ; cette étude n'a pas montré d'augmentation du CMO vertébral et fémoral, mais a montré une augmentation de la DMO des membres inférieurs, qui persistait trois années plus tard, la majorité des enfants ayant débuté leur puberté [20].

Les buts de notre étude ont été donc :

* de rechercher chez des garçons impubères si un sport comme le football, connu pour stimuler l'ostéoformation chez l'adolescent et l'adulte, était capable d'augmenter le CMO des os porteurs en modifiant le remodelage osseux, cela en comparaison avec des sujets témoins et en relation avec le niveau d'entraînement ;

* de suivre l'évolution du CMO pendant une année chez ces jeunes footballeurs avant le début de leur puberté.

2. Sujets et méthodes

2.1. Population

Au début de l'étude, nous avons étudié 52 garçons âgés de dix à 13 ans. Il y avait 39 footballeurs (F) jouant dans un club local depuis au moins trois ans (en plus de l'éducation physique à l'école), dont 21 effectuant quatre heures d'entraînement et un match de compétition par semaine (groupe F1) et 18 effectuant deux heures d'entraînement et un match de compétition par semaine (groupe F2). Nous les avons comparés à 13 enfants témoins (groupe C) qui ne faisaient que de l'éducation Sphysique à l'école. Trois évaluations longitudinales ont été fixées pour les footballeurs et les témoins :

- la première au milieu de l'année sportive (T0) ;
- la seconde à la fin de l'année sportive soit 5,3 ± 0,8 mois après l'inclusion (T1) : 30 footballeurs (16 du groupe F1 et 14 du groupe F2) et dix témoins ;
- la dernière au début de l'année sportive suivante soit 10,2 ± 1,7 mois après l'évaluation initiale (T2) : 27 footballeurs (15 du groupe F1, 12 du groupe F2) et dix témoins.

Parmi les 39 footballeurs et les 13 témoins évalués initialement, et qui étaient au stade I de Tanner, 27 footballeurs et dix témoins n'ont pas débuté leur puberté à la fin des dix mois du suivi de l'étude, alors que 12 footballeurs et trois témoins ont débuté leur puberté pendant cette période. L'étude a reçu l'accord du comité indépendant d'éthique (CCPPRB) de l'hôpital de Saint-Étienne, France. Un consentement écrit a été obtenu de la part de tous les enfants et de leurs parents.

2.2. Paramètres anthropométriques

Le poids a été mesuré par une balance graduée à ± 0,05 kg et la taille à l'aide d'une toise graduée à ±0,5 cm. Les apports calciques ont été déterminés par l'autoquestionnaire de Fardelonne [21].

2.3. Mesures de masse osseuse

Les mesures par absorptiométrie biphotonique ont été effectuées à l'aide d'un appareil Hologic WB Delphi (Hologic Inc., Waltham, MA). Le CMO a été mesuré sur le corps entier. À partir de cette mesure, nous avons calculé les valeurs au crâne, au bras dominant et aux deux membres inférieurs (jambe d'appui et jambe de frappe). Des mesures spécifiques ont été faites au fémur du côté dominant (hanche totale) et au rachis lombaire (L2–L4). Le CMO a été choisi comme principal paramètre d'évaluation pour prendre en compte les effets combinés de la formation osseuse et du remodelage osseux sur le contenu en calcium chez ces garçons en croissance. Le coefficient de variation était inférieur à 1 % au rachis lombaire et au col du fémur. Chez cinq enfants, les mesures ont été réalisées deux fois à intervalle court pour le corps entier (0,7 %), le membre supérieur (2,7 %), les membres inférieurs (1,3 %), et la tête (2,2 %). Le diamètre des os a été déterminé au même moment. La masse maigre et la masse grasse (kg) ont été mesurées avec le même appareil.

2.4. Statut pubertaire

Le statut pubertaire a été déterminé par le dosage des hormones FSH et LH dans les urines des 24 heures selon la méthodologie de Morel [22]. Seuls les enfants ayant un taux de LH inférieur à 0,32 UI/24 heures et un taux de FSH inférieur à 2,20 UI/24 heures, ce qui correspond à un stade I de Tanner, ont été considérés comme impubères. Les sujets témoins ont eu à la fois le dosage de FSH et LH dans les urines et l'évaluation clinique à la troisième évaluation.

2.5. Activité physique

L'activité physique a été évaluée par plusieurs paramètres :

• le VO_2 max, qui est le reflet du statut physique global de l'enfant, a été calculé indirectement par le test de Léger [23] et a été validé par une mesure directe sur un tapis de course (HEF, Techmachine; Andrézieux, France) lors de la première évaluation, après quoi seul le calcul indirect a été effectué ;

• le questionnaire de Bratteby, reflet de l'activité de base de l'enfant, fournit une évaluation du niveau d'activité physique selon le sexe, l'âge et les dépenses énergétiques selon la formule PAL = TEE/MBR (PAL = *physical activity level* ; TEE = *total expended energy* ; MBR = *basal metabolism*) [24]. Il était rempli un jour ne comportant pas d'entraînement de football au cours d'une période scolaire ou pendant les vacances ;

• la quantification des impacts. Nous avons observé, au cours de deux entraînements non consécutifs, sept enfants du groupe F1 et dix enfants du groupe F2. Nous avons compté le nombre de passes, de tirs et de sauts. Le nombre de pas a été mesuré avec un pédomètre (DIGI Sport Instrument, France).

2.6. Paramètres biochimiques

Les marqueurs biochimiques de la résorption osseuse ont été mesurés par le recueil des urines des 24 heures et la mesure des *crosslaps* C-terminal du collagène de type I ou CTX (urine CrossLaps® Elisa). Pour corriger la valeur absolue par la fonction rénale, nous avons présenté les résultats sous la forme du rapport CTX/créatinine en µmol/mmol. La créatinine a été mesurée avec le kit COBAS INTEGRA® Creatinine Jaffe (CREAJ).

2.7. Analyse statistique

L'analyse statistique a été effectuée grâce au logiciel Statistica, version 6.0 (2001, Statsoft, France). Les comparaisons entre groupes (C versus F) ont été réalisées grâce au test *t* de Student pour séries non appariées. Pour les comparaisons entre les trois groupes C, F1 et F2, les données (anthropométriques, apports calciques, masse maigre et grasse, activité physique) ont été étudiées par une analyse de variance à un sens (Anova) suivie d'un test de Fischer LSD posthoc. Les modifications des données au sein d'un même groupe entre les trois mesures à T0, T1 et T2 ont été faites par un test Anova avec mesures répétées. Des analyses de covariance (Ancova) utilisant l'âge comme covariable ont été réalisées pour évaluer les différences du CMO entre les groupes C, F1 et F2 lors de l'évaluation initiale. L'âge a été choisi comme covariable, car l'âge a été identifié comme un facteur influençant le CMO dans un squelette en croissance. Une recherche de corrélations entre paramètres lors de l'évaluation initiale a été effectuée par la méthode des coefficients de corrélation de Pearson. Les données ont été présentées sous la forme de moyenne ± écart-type et les différences ont été considérées comme significatives à un seuil de 0,05.

3. Résultats

3.1. Données anthropométriques

L'âge et les paramètres anthropométriques sont présentés au Tableau 1. Il n'y avait pas de différence d'âge entre les groupes F2 et C. Le groupe F1 était significativement plus âgé que les groupes F2 et C et l'ensemble du groupe F était plus âgé que le groupe C. Les valeurs individuelles du CMO ont donc été ajustées pour l'âge au moment de la mesure. Il n'y a pas eu de différence significative entre les groupes concernant la taille, le poids, la masse maigre et la masse grasse, les apports calciques. Cela à chacun des trois temps d'évaluation.

Tableau 1 : Caractéristiques des sujets de l'étude : anthropométrie, apports calciques, masse maigre et masse grasse.

Mesure		Footballeurs (F1)	Footballeurs (F2)	Footballeurs (F1+F2)	Témoins (C)	Comparaison entre groupes				
	T0	(n=21)	(n=18)	(n=39)	(n=13)					
	T1	(n=16)	(n=14)	(n=30)	(n=10)					
	T2	(n=15)	(n=12)	(n=27)	(n=10)	a	b	c	d	ab
Âge (ans)	T0	12,03 ± 0,83	11,24 ± 0,65	11,68 ± 0,85	10,73 ± 0,63	a***	b***	ns	d***	ab***
	T1	12,48 ± 0,87	11,67 ± 0,69	12,12 ± 0,88	11,25 ± 0,78	a*	b***	ns	d***	ab*
	T2	12,84 ± 0,90	12,04 ± 0,71	12,48 ± 0,90	11,80 ± 0,61	a*	b*	ns	d*	ns
Taille (cm)	T0	149 ± 3,8	146 ± 6,0	148 ± 4,8	146,1 ± 5,9	ns	ns	ns	ns	ns
	T1	152 ± 4,3	149 ± 6,2	150 ± 5,2	148,9 ± 6,8	ns	ns	ns	ns	ns
	T2	155 ± 5,1	152 ± 6,5	153 ± 5,9	152,5 ± 7,4	ns	ns	ns	ns	ns
Poids (kg)	T0	36,5 ± 4,4	35,6 ± 5,9	36,1 ± 5,1	35,7 ± 8,7	ns	ns	ns	ns	ns
	T1	39,6 ± 5,6	38,3 ± 6,0	39,0 ± 5,7	38,3 ± 9,2	ns	ns	ns	ns	ns
	T2	40,8 ± 6,4	38,2 ± 6,8	39,6 ± 6,6	39,3 ± 8,2	ns	ns	ns	ns	ns
Masse maigre (kg)	T0	28,9 ± 3,2	26,6 ± 3,2	27,9 ± 3,3	26,5 ± 4,2	ns	ns	ns	ns	ns
	T1	30,7 ± 4,2	27,7 ± 5,2	29,4 ± 4,0	28,1 ± 4,0	ns	ns	ns	ns	ns
	T2	32,7 ± 5,2	29,7 ± 5,6	31,0 ± 4,9	28,4 ± 4,7	ns	ns	ns	ns	ns
Masse grasse (kg)	T0	6,1 ± 1,9	7,8 ± 3,6	6,8 ± 2,9	7,7 ± 5,2	ns	ns	ns	ns	ns
	T1	6,5 ± 3,2	7,9 ± 3,6	7,1 ± 3,4	8,4 ± 5,8	ns	ns	ns	ns	ns
	T2	6,9 ± 3,2	8,8 ± 4,2	7,8 ± 3,7	9,0 ± 6,7	ns	ns	ns	ns	ns
Apports calciques par jour (mg)	T0	1044,9 ± 284,1	1076,3 ± 196,6	1058,9 ± 245,1	1086,0 ± 319,3	ns	ns	ns	ns	ns
	T1	833,9 ± 354,7	882,1 ± 244,8	855,3 ± 306,1	1078,8 ± 290,8	ns	ns	ns	ns	ns
	T2	1083,5 ± 257,2	992,0 ± 113,3	1043,2 ± 208,2	1036,9 ± 286,8	ns	ns	ns	ns	ns

(moyenne ± écart-type), a : comparaison entre les groupes F1 et F2 ; b : comparaison entre les groupes F1 et C ; c : comparaison entre les groupes F2 et C ; d : analyse Anova F1 versus F2 versus C ; ab : comparaison entre les groupes F (F1 + F2) et C ; * : $p < 0,05$; ** : $p < 0,01$; *** : $p < 0,001$; ns : non significatif.

3.2. Santé physique

Les données concernant l'état physique sont exposées au Tableau 2. Le volume maximum d'oxygène (VO_2) estimé par le test de course de Léger de 20-m était corrélé à la mesure directe par le test sur un tapis de course ($r = 0,75$; $p < 0,01$). Dans les deux groupes F, le VO_2 max était significativement supérieur par rapport au groupe contrôle à T0 et à T1. Il n'a pas été noté de différence des réponses au questionnaire d'activité physique de base entre les groupes F et C. Il est à remarquer que l'activité physique de base était significativement plus basse en hiver à T0 qu'à la fin du printemps à T1 et qu'elle est revenue à sa valeur initiale à T2, en fonction des conditions climatiques locales et peut-être des jeux en plein air. La quantification des impacts chez les footballeurs a montré, comme cela était attendu, des valeurs plus élevées chez les garçons ayant les entraînements les plus longs ($p < 0,001$).

Tableau 2 : Paramètres de l'activité physique et quantification des impacts

Mesure		Footballeurs (F1)	Footballeurs (F2)	Footballeurs (F1+F2)	Témoins (C)	Comparaison entre groupes				
	T0	(n=21)	(n=18)	(n=39)	(n=13)	a	b	c	d	ab
	T1	(n=16)	(n=14)	(n=30)	(n=10)					
	T2	(n=15)	(n=12)	(n=27)	(n=10)					
Niveau d'activité physique	T0	26,05±2,34	26,02±1,84	26,04±2,09	24,87±3,32	ns	ns	ns	ns	ns
	T1	32,72±4,01	34,39±8,42	33,46±6,27	33,85±4,77	ns	ns	ns	ns	ns
	T2	26,90±2,90	24,68±4,61	25,91±3,85	25,62±3,97	ns	ns	ns	ns	ns
Consommation V_{O_2} Max (ml/kg/min)	T0	56,1±3,1	53,2±4,9	54,8±4,2	47,6±4,1	ns	b***	c**	d***	ab***
	T1	54,3±2,6	50,2±4,1	52,5±3,9	45,1±4,4	a**	b***	c**	d***	ab***
Quantification des impacts		(n=10)	(n=7)							
Pas/semaine		18011±2736	13341±1918			a**				
Passe/semaine		152±28	74±16			a**				
Tir/semaine		101±17	41±13			a**				
Saut/semaine		10±3	5±3			a**				

(moyenne ± écart-type), a : comparaison entre les groupes F1 et F2 ; b : comparaison entre les groupes F1 et C ; c : comparaison entre les groupes F2 et C ; d : analyse Anova F1 versus F2 versus C ; ab : comparaison entre les groupes F (F1 + F2) et C ; * : $p < 0,05$; ** : $p < 0,01$; *** : $p < 0,001$; ns : non significatif.

3.3. Mesures densitométriques

Une analyse transversale a été faite à T0. Il n'a pas été observé de différence sur les sites porteurs entre les groupes F, F1, F2 et les témoins. Sur les sites non porteurs, le CMO du crâne était significativement supérieur dans le groupe contrôle par rapport au groupe F1 ($p < 0,05$).

Les données de l'analyse longitudinale sont exposées au Tableau 3. Dans le groupe C, il n'a été observé aucune différence avec le temps, à aucun site. Dans le groupe F, nous avons observé une augmentation significative du CMO du corps entier à T1 (+6,5 %) et à T2 (+9,1 %) par rapport à T0 (Fig. 1 and Fig. 2). À T2, il y avait une augmentation significative du CMO du rachis lombaire (+10,5 % ; $p < 0,05$) et de la hanche totale (+10,7 % ; $p < 0,05$) (Fig. 2), mais pas d'augmentation significative à la fin de la saison (T1) par rapport à T0. Dans les sous-groupes F1 et F2, le gain du CMO à la jambe d'appui était déjà significative à T1 (+7,8 et +7,1 % respectivement ; $p < 0,01$) et toujours augmenté à T2 (+31,4 et +12,7 % respectivement ; $p < 0,01$), cette augmentation étant plus marquée dans le groupe F1 que dans le groupe F2 ($p < 0,01$). À l'inverse, il n'a pas été observé d'augmentation significative du CMO de jambe de frappe dans le groupe F2, alors qu'il était fortement augmenté dans le groupe F1 à la fois à T1 et à T2 (Fig. 3). Le CMO n'a pas été modifié au bras dominant. Il a été observé une diminution du CMO du crâne (−4,6 % à T2 par rapport à T0) dans le groupe F1.

Tableau 3 : Analyse longitudinale du contenu minéral osseux (CMO)

Mesure		Footballeurs (F1)	Footballeurs (F2)	Footballeurs (F1 + F2)	Témoins (C)
CMO (g)		(n = 15)	(n = 12)	(n = 27)	(n = 10)
Rachis lombaire	T0	22,17 ± 3,18	20,94 ± 3,87	21,62 ± 3,49	21,58 ± 4,87
	T1	23,18 ± 4,23	22,37 ± 4,44	22,82 ± 4,26	22,60 ± 5,84
	T2	24,33 ± 5,06	23,37 ± 4,87*	23,90 ± 4,91*	23,20 ± 4,79
Hanche totale	T0	25,23 ± 4,33	20,55 ± 3,96	23,15 ± 4,73	20,28 ± 4,56
	T1	26,39 ± 4,14	22,45 ± 4,10	24,64 ± 4,51	21,39 ± 5,04
	T2	28,11 ± 5,47	22,52 ± 4,25	25,62 ± 5,64*	21,75 ± 4,72
Corps entier	T0	1284 ± 130	1179 ± 179	1238 ± 159	1184 ± 273
	T1	1375 ± 167*	1246 ± 173	1318 ± 179**	1286 ± 282
	T2	1425 ± 181***	1259 ± 185*	1351 ± 198**	1262 ± 235
Jambe de frappe	T0	214,32 ± 43,69	212,85 ± 45,12	213,67 ± 43,47	209,77 ± 52,83
	T1	229,65 ± 46,36*	226,58 ± 44,53	228,29 ± 44,71	231,49 ± 67,29
	T2	285,83 ± 48,97**	233,04 ± 44,13	262,37 ± 53,20**	226,57 ± 57,98
Jambe d'appui	T0	214,71 ± 45,54	211,46 ± 44,23	213,27 ± 44,12	214,71 ± 64,40
	T1	231,34 ± 50,07*	226,52 ± 47,60*	229,20 ± 48,11*	235,76 ± 65,94
	T2	282,22 ± 50,10**	238,40 ± 51,42**	262,74 ± 54,43**	228,01 ± 70,04
Bras dominant	T0	68,68 ± 14,54	68,63 ± 13,92	68,66 ± 13,99	66,07 ± 22,01
	T1	72,10 ± 14,08	72,30 ± 12,65	72,19 ± 13,21	72,46 ± 22,01
	T2	77,56 ± 13,68	74,76 ± 14,24	76,32 ± 13,73	61,72 ± 16,39
Crâne	T0	356,90 ± 39,66	351,95 ± 46,77	354,70 ± 42,18	367,14 ± 64,16
	T1	366,99 ± 29,78	369,66 ± 36,63	368,18 ± 32,36	385,52 ± 46,08
	T2	340,49 ± 42,37***	347,39 ± 38,64*	343,41 ± 40,01**	347,67 ± 56,43

L'analyse statistique a été effectuée sur le CMO ajusté pour l'âge (moyenne ± écart-type). * : $p < 0,05$; ** : $p < 0,01$; *** : $p < 0,001$; ns : non significatif. Comparaison versus T0

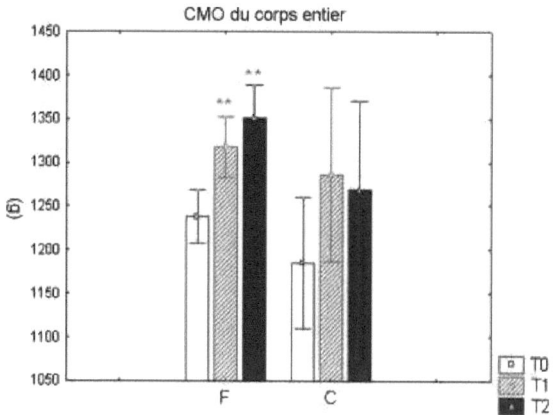

** : $p < 0{,}01$; comparaison versus T0.

Fig. 1. Évolution du CMO du corps entier dans les groupes C et F (F1 + F2) à T0 (1re évaluation), T1 (2e évaluation) et T2 (3e évaluation). Les résultats sont exprimés en moyenne ± écart-type. Augmentation significative à T1 et T2 en comparaison à T0 dans le groupe F. Pas de changement significatif dans le groupe C.

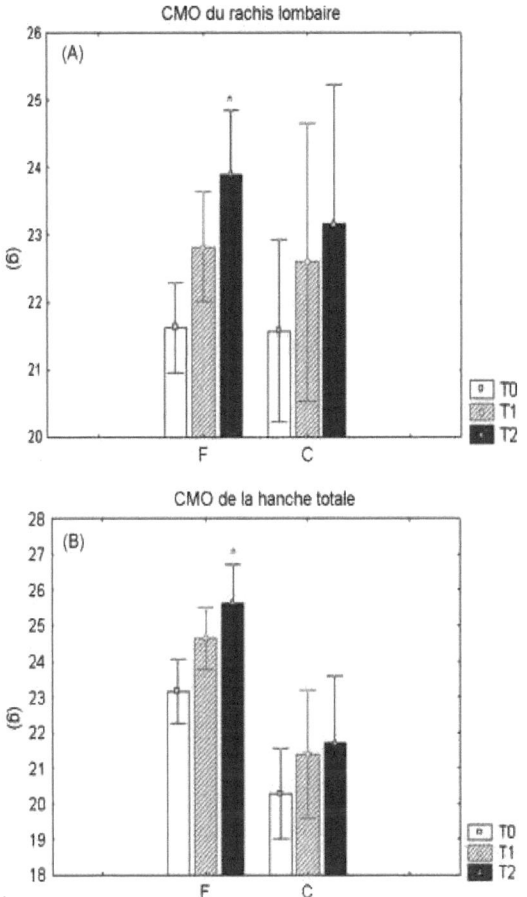

* : $p < 0,05$; comparaison versus T0.

Fig. 2. Évolution du CMO du rachis lombaire et de la hanche totale dans les groupes C et F (F1 + F2) à T0 (1re évaluation), T1 (2e évaluation) et T2 (3e évaluation) A : rachis lombaire (L3–L4). B : Hanche totale. Les résultats sont exprimés en moyenne ± écart-type.

Il y'a une augmentation significative à T2 par rapport à T0 dans le groupe F.

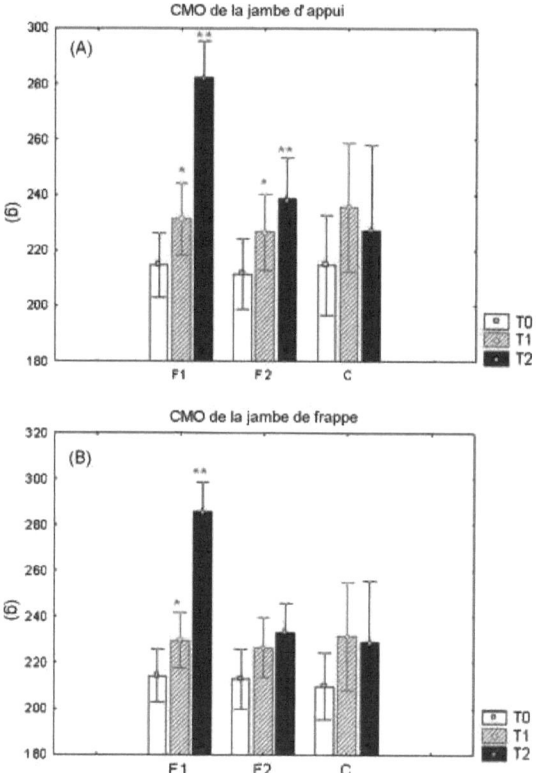

* : $p < 0{,}05$; ** : $p < 0{,}01$; comparaison versus T0.

Fig. 3. Évolution du CMO de la jambe de frappe et de la jambe d'appui, ajusté à l'âge, dans les groupes C, F1, et F2 à T0 (1re évaluation), T1 (2e évaluation) et T2 (3e évaluation) A : jambe d'appui. B : jambe de frappe. Les résultats sont exprimés en moyenne ± écart-type.

Il y'a une augmentation significative à T1 et T2 par comparaison à T0 dans le groupe F1. Pas de changement dans le groupe C.

3.4. Diamètre des os, ajusté pour l'âge

Nous avons aussi étudié les diamètres des sites osseux ajustés pour l'âge et nous n'avons pas trouvé de différences entre les groupes ni de modifications avec le temps (données non présentées).

3.5. Données biochimiques

Lors de l'analyse transversale, il n'a pas été noté de différence du rapport CTX/créatinine entre les groupes C, F1 et F2. Mais dans l'analyse longitudinale, nous avons observé une diminution significative du rapport CTX/créatinine entre T0 et T1 dans les groupes F1 et F2 ($p < 0,01$). À T2, le rapport était toujours diminué dans le groupe F1 ($p < 0,01$), mais était revenu à sa valeur initiale dans le groupe F2 (Fig. 4).

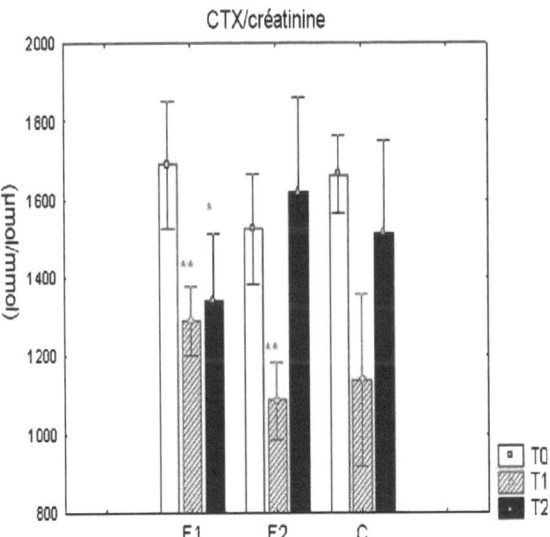

* : $p < 0,05$; ** : $p < 0,01$; *** : $p < 0,001$.

Fig. 4. Rapport CTX/créatinine urinaire dans les groupes C, F1 et F2 à T0 (1re évaluation), T1 (2e évaluation) et T2 (3e évaluation). Les résultats sont exprimés en moyenne±écart-type.

Diminution significative à T1 par comparaison à T0 dans les groupes F1 et F2, et à T2 uniquement dans le groupe F1. Pas de changement dans le groupe C.

4. Discussion

Dans cette étude ayant porté sur des jeunes garçons jouant au football (au stade I de Tanner), seulement 30,8 % d'entre eux ont débuté leur puberté avant la fin de l'étude. Ce résultat est en accord avec la survenue naturelle de la puberté et montre que la durée de l'entraînement dans les deux groupes (deux et quatre heures par semaine) n'entraîne pas de retard de la maturation gonadique qui, à notre connaissance, n'a jamais été démontré chez les garçons contrairement aux filles [25]. Nous pouvons en déduire que les footballeurs et les témoins étaient au même niveau de croissance prépubertaire lente, permettant ainsi des comparaisons dans l'évolution longitudinale de leur CMO. Malgré l'absence de différence entre les groupes du CMO aux différents sites mesurés dans l'étude transversale, un gain significatif de masse osseuse a été observé aux os porteurs chez les footballeurs en comparaison avec les témoins. Ce gain significatif de masse osseuse est dû à une augmentation du CMO sans augmentation concomitante du diamètre des os, ce qui suggère une stimulation du processus de minéralisation.

Nous avons choisi d'effectuer la première évaluation (T0) au milieu de la saison sportive pour estimer l'influence du football sur le squelette (après trois à quatre ans de pratique, les garçons jouant depuis au minimum trois ans à T0). À l'évidence, il n'y avait aucune différence aux os porteurs (rachis lombaire, hanche totale, membres inférieurs) entre les footballeurs et les témoins, ce qui est en faveur de l'absence d'effet important du football au cours de la période prépubertaire. Nos résultats sont partiellement en accord avec ceux rapportés par Vicente-Rodriguez et al. [19] and [20] qui, chez des footballeurs plus jeunes (9,3 ans), n'ont pas trouvé d'augmentation significative du CMO du corps entier, du rachis lombaire et de la hanche totale, mais qui ont observé une augmentation du CMO des membres inférieurs et de la DMO du rachis lombaire, de la hanche totale et des membres inférieurs. Il est curieux d'observer une augmentation de la DMO, mais non du CMO au rachis lombaire et à la hanche. Habituellement, il est rapporté soit une augmentation du diamètre des os [2], comme chez les jeunes filles gymnastes avant la puberté [26] soit l'absence de modification chez des jeunes garçons très actifs âgés de neuf à 13 ans [27]. Nos résultats, qui ne montrent pas de différence de diamètre des os, sont donc en accord avec ces dernières données. De tels résultats ont aussi été rapportés par Sone et al. [28] dans une étude faite par tomographie et montrant que sur la diaphyse tibiale, le CMO et le moment d'inertie étaient plus élevés chez les sportifs mais sans différence de l'épaisseur des corticales.

À la fin de la période d'entraînement, nous avons observé une diminution significative de l'activité ostéoclastique dans les deux groupes de footballeurs par rapport aux témoins. Cette observation concorde avec la réponse cellulaire mise en évidence au cours d'entraînements de niveau moyen [7] and [29], alors qu'une augmentation de l'activité ostéoclastique n'a été observée que dans des études avec entraînement de haut niveau que ce soit chez des athlètes avant la puberté [8] ou à l'âge adulte [30]. Nous pouvons en déduire que deux ou quatre heures d'entraînement hebdomadaire correspondent à un niveau d'entraînement décrit comme modéré.

Le fait que le CMO des os porteurs ne soit pas plus élevé chez les footballeurs par rapport aux témoins pourrait être expliqué par plusieurs facteurs :

- le type de sport. En effet, chez des garçons jouant au badminton (où les déformations osseuses liées aux impacts sont bien plus importantes qu'au football dans la mesure où ils effectuent des bonds entraînant des impacts courts et forts) qui ont été comparés à des joueurs de hockey sur glace (qui glissent), la réponse osseuse était plus directement liée à l'intensité des déformations osseuses qu'à la durée de l'entraînement [31] ;
- le sexe des enfants. Dans une étude récente effectuée chez des enfants impubères faisant de la gymnastique artistique, il a été trouvé un gain de DMO aux sites porteurs (rachis lombaire et bras) chez les filles mais pas chez les garçons [32].

Toutefois, du fait des différences du niveau d'entraînement entre filles et garçons, le rôle de l'imprégnation oestrogénique avant la puberté, qui est connue pour avoir une plus grande influence sur la maturation osseuse que l'imprégnation androgénique [33], n'a pas pu être exclu ;
- le stade de Tanner. En effet, chez des jeunes filles jouant au tennis, il n'a pas été mis en évidence de changement au membre supérieur dominant avant le stade III de Tanner, correspondant au stade de la poussée de croissance de l'adolescence [34]. Or ce stade n'a pas été atteint dans la population de notre étude.

Une diminution du CMO du crâne a été trouvée dans le groupe ayant quatre heures d'entraînement sportif. Quand nous avons procédé à la quantification des impacts chez nos jeunes footballeurs, nous avons noté que le jeu de tête est peu important lors de l'entraînement à cet âge, contrairement à ce qui se passe chez les footballeurs adultes qui ont une DMO du crâne qui est augmentée [35]. Une diminution de la DMO crânienne a aussi été rapportée chez des gymnastes [36]. En réponse aux impacts sur les membres inférieurs, il pourrait y avoir un transfert de calcium à partir des zones non portantes vers les zones portantes ce qui pourrait aussi expliquer l'absence de modification osseuse chez les jeunes filles impubères faisant de la natation par rapport aux témoins [37]. Ce concept de transfert calcique semble être un mécanisme physiologique d'importance, qui pourrait aussi expliquer l'adaptation osseuse observée dans les études sur des sujets alités ou chez des astronautes après un long vol spatial et chez lesquels se produit une perte osseuse aux sites osseux porteurs alors qu'aucune modification n'est notée aux sites non porteurs [38]. Dans l'analyse longitudinale, un gain du CMO a été observé chez les footballeurs d'une part sur le corps entier et d'autre part sur les os porteurs (rachis lombaire, hanche, jambe de frappe et jambe d'appui), ce qui est la conséquence d'une réponse progressive à l'entraînement des zones d'os trabéculaire et d'os cortical, en accord avec la diminution de l'activité ostéoclastique mise en évidence à la fin de la période sportive. De plus, le gain semble toujours plus important dans le groupe d'activité physique la plus élevée et particulièrement dans les os impliqués dans la pratique du football (jambe de frappe et jambe d'appui). Ces résultats en confirment d'autres. Ceux rapportés par Courteix et al. [39] qui avaient montré, chez les jeunes filles gymnastes impubères ayant un niveau d'entraînement élevé, que la DMO de tous les sites porteurs augmentait plus que dans un groupe témoin. Ceux rapportés par Scerpella et al. [40] qui avaient montré que le gain de densité osseuse était corrélé à la durée de l'entraînement chez les gymnastes. Il semble que la diminution du rapport CTX/créatinine soit associée à l'augmentation de l'activité physique, ce qui est aussi montré par le questionnaire de Bratteby, dans la mesure où il diminue dans le groupe de niveau d'entraînement le plus élevé à la fois à T1 et à T2, mais aussi à T1 dans le groupe d'entraînement plus modéré. Il est à remarquer que ce rapport tend à diminuer de manière non significative dans le groupe témoin à T1, ce qui reflète une augmentation de l'activité physique au début de l'été. La diminution de la résorption osseuse est concordante avec les données expérimentales chez l'animal [29]. Nos résultats corroborent aussi l'observation faite chez des footballeurs de première division : modification rapide du métabolisme osseux après quatre semaines de repos à l'intersaison [30].

Sur la base de ces données, nous proposons l'hypothèse selon laquelle une période de repos est nécessaire pour démontrer l'effet ostéogénique du football chez les garçons impubères, du fait du comblement de la lacune de remodelage osseux ouverte par les contraintes, dans la mesure où le niveau d'entraînement est suffisamment élevé. Ce délai doit être pris en compte lors de la définition de nouveaux programmes d'entraînement. Il pourrait s'y associer une augmentation de la phase de formation.

Notre étude longitudinale présente plusieurs limites méthodologiques. Tout d'abord, en étudiant des enfants juste avant la puberté, seul un faible nombre d'entre eux sont toujours impubères au bout des dix mois de l'étude. Cela pourrait expliquer les larges variations observées dans le groupe témoin et l'absence de changement significatif dans l'analyse transversale. Deuxièmement, le comité d'éthique indépendant ne nous a pas autorisés à faire des radiographies pour mesurer le degré de maturation du squelette, ni de prélèvements sanguins pour analyser les paramètres sériques de la formation osseuse. Enfin, la durée de l'étude longitudinale, légèrement inférieure à un an, était trop faible pour évaluer l'influence potentielle des variations saisonnières dans les marqueurs urinaires de la résorption osseuse. Néanmoins, malgré de larges variations individuelles, la baisse du rapport CTX/créatinine était significative chez les footballeurs. La faible réponse du CMO à l'activité physique dans l'analyse transversale, alors que le gain annuel d'os était significatif, soulève la question de facteurs d'environnement qui auraient pu masquer une absence de réponse dans l'analyse transversale. Dans notre étude, deux des principaux facteurs intervenant dans l'acquisition du capital osseux, la maturation hormonale et l'activité physique, ont été parfaitement analysés. Les apports calciques, s'ils étaient identiques dans les trois groupes, étaient inférieurs aux 1300 mg par jour recommandés chez l'enfant. Un léger déficit en calcium ne peut donc pas être totalement exclu. La majorité des études faites chez l'enfant avant la puberté ont défini un seuil optimal pour une bonne réponse de 1000 mg par jour. De plus, l'analyse longitudinale a plus de puissance statistique que l'analyse transversale.

Remerciements

Les auteurs remercient chaleureusement les jeunes footballeurs et les enfants du groupe témoin qui ont participé à cette étude avec un grand enthousiasme. Cette étude a reçu le soutien du collège de recherche clinique de l'hôpital de Saint-Étienne et du laboratoire de biologie du tissu osseux de Saint-Étienne (Inserm E0366).

Références

[1] Duppe H, Gardsell P, Johnell O, et al. Bone mineral density in female junior, senior and former football players. Osteoporos Int 1996;6:437–41.
[2] Wittich A, Mautalen CA, Oliveri MB, et al. Professional football (soccer) players have a markedly greater skeletal mineral content, density and size than age- and BMI-matched controls. Calcif Tissue Int 1998;63: 112–7.

[3] Calbet JA, Dorado C, Diaz-Herrera P, et al. High femoral bonemineral content and density in male football (soccer) players. Med Sci Sports Exerc 2001;33:1682–7.

[4] Bangsbo J. The physiology of soccer-with special reference to intense intermittent exercise. Acta Physiol Scand Suppl 1994;619:1–155.

[5] Morel J, Combe B, Francisco J, et al. Bone mineral density of 704 amateur sportsmen involved in different physical activities. Osteoporos Int 2001;12:152–7.

[6] Smith EL, Raab DM. Osteoporosis and physical activity. Acta Med Scand 1986;711(suppl 11):149–56.

[7] Maimoun L, Mariano-Goulart D, Couret I, et al. Effects of physical activities that induce moderate external loading on bone metabolism in male athletes. J Sports Sci 2004;22:875–83.

[8] Jaffre C, Courteix D, Dine G, et al. High-impact loading training induces bone hyper-resorption activity in young elite female gymnasts. J Pediatr Endocrinol Metab 2001;14:75–83.

[9] Heaney RP, Abrams S, Dawson-Hughes B, et al. Peak bone mass. Osteoporos Int 2000;11:985 1009.

[10] Karlsson MK, Linden C, Karlsson C, et al. Exercise during growth and bone mineral density and fractures in old age. Lancet 2000;355:469–70.

[11] Welten DC, Kemper HC, Post GB, et al. Weight-bearing activity during youth is a more important factor for peak bone mass than calcium intake. J Bone Miner Res 1994;9:1089–96.

[12] Lehtonen-Veromaa M, Mottonen T, Svedstrom E, et al. Physical activity and bone mineral acquisition in peripubertal girls. Scand J Med Sci Sports 2000;10:236–43.

[13] Lima F, De Falco V, Baima J, et al. Effect of impact load and active load on bone metabolism and body composition of adolescent athletes. Med Sci Sports Exerc 2001;33:1318–23.

[14] Nickols-Richardson SM, Modlesky CM, O'Connor PJ, et al. Premenarcheal gymnasts possess higher bone mineral density than controls. Med Sci Sports Exerc 2000;32:63 9.

[15] Lehtonen-Veromaa M, Mottonen T, Irjala K, et al. A 1-year prospective study on the relationship between physical activity, markers of bone metabolism, and bone acquisition in peripubertal girls. J Clin Endocrinol Metab J 2000;85:3726–32.

[16] Soderman K, Bergstrom E, Lorentzon R, et al. Bone mass and muscle strength in young female soccer players. Calcif Tissue Int 2000;67:297–303.

[17] Pettersson U, Nordstrom P, Alfredson H, et al. Effect of high impact activity on bone mass and size in adolescent females: a comparative study between two different types of sports. Calcif Tissue Int 2000;67:207–14.

[18] McClanahan BS, Harmon-Clayton K, Ward KD, et al. Side-to-side comparisons of bone mineral density in upper and lower limbs of collegiate athletes. J Strength Cond Res 2002;16:586–90.

[19] Vicente-Rodriguez G, Jimenez-Ramirez J, Ara I, et al. Enhanced bone mass and physical fitness in prepubescent footballers. Bone 2003;33:853–9.

[20] Vicente-Rodriguez G, Ara I, Perez-Gomez J, et al. High femoral bone mineral density accretion in prepubertal soccer players. Med Sci Sports Exerc 2004;36:1789–95.

[21] Fardelonne P, Sebert JL, Bouraya M, et al. Évaluation de la teneur en calcium du régime alimentaire par auto-questionnaire fréquentiel. Rev Rhum 1991;58:99–103.

[22] Morel Y, La Selve H, Chatelain P, et al. Intérêt du dosage des gonadotrophines urinaires en endocrinologie pédiatrique. Arch Fr Pediatr 1985;42:579–85.

[23] Leger LA, Mercier D, Gadoury C, et al. The multistage 20 metre shuttle run test for aerobic fitness. J Sports Sci 1988;6:93–101.

[24] Bratteby LE, Sandhagen B, Lotborn M, et al. Daily energy expenditure and physical activity assessed by an activity diary in 374 randomly selected 15-year-old adolescents. Eur J Clin Nutr 1997;51:592–600.

[25] Constantini NW, Warren MP. Special problems of the female athlete. Baillieres Clin Rheumatol 1994;8:199–219.

[26] Faulkner RA, Forwood MR, Beck TJ, et al. Strength indices of the proximal femur and shaft in prepubertal female gymnasts. Med Sci Sports Exerc 2003;35:513–8.

[27] Sundberg M, Gardsell P, Johnell O, et al. Physical activity increases bone size in prepubertal boys and bone mass in prepubertal girls: a combined cross-sectional and 3-year longitudinal study. Calcif Tissue Int 2002;71:406–15.

[28] Sone T, Imai Y, Joo YI, et al. Side-to-side differences in cortical bone mineral density of tibiae in young male athletes. Bone 2006;38:708–13.

[29] Srinivasan S, Agans SC, King KA, et al. Enabling bone formation in the aged skeleton via rest inserted mechanical loading. Bone 2003;33: 946–55.

[30] Karlsson KM, Karlsson C, Ahlborg HG, et al. Bone turnover responses to changed physical activity. Calcif Tissue Int 2003;72:675–80.

[31] Nordstrom P, Pettersson U, [32] Zanker CL, Gannon L, Cooke CB, et al. Differences in bone density, body composition, physical activity, and diet between child gymnasts and untrained children 7–8 years of age. J Bone Miner Res 2003;18: 1043–50.

[33] Bilezikian JP, Morishima A, Bell S, et al. Increased bone mass as a result of estrogen therapy in a man with aromatase deficiency. N Engl J Med 1998;339:599–603.

[34] Haapasalo H, Kannus P, Sievanen H, et al. Effect of long-term unilateral activity on bone mineral density of female junior tennis players. J Bone Miner Res 1998;13:310–9.

[35] Wittich A, Mautalen CA, Oliveri MB, et al. Professional football (soccer) players have a markedly greater skeletal mineral content, density and size than age- and BMI-matched controls. Calcif Tissue Int 1998;63:112–7.

[36] Courteix D, Lespessailles E, Obert P, et al. Skull bone mass deficit in prepubertal highly-trained gymnast girls. Int J SportsMed1999;20:328–33.

[37] Courteix D, Lespessailles E, Peres SL, et al. Effect of physical training on bone mineral density in prepubertal girls: a comparative study between impact-loading and non-impact-loading sports. Osteoporos Int 1998;8:152–8.

[38] Vico L, Collet P, Guignandon A, et al. Effects of long-term microgravity exposure on cancellous and cortical weight bearing bones of cosmonauts. Lancet 2000;355:1607–11.

[39] Courteix D, Lespessailles E, Jaffre C, et al. Bone material acquisition and somatic development in highly trained girl gymnasts. Acta Paediatr 1999;88:803–8.

[40] Scerpella TA, Davenport M, Morganti CM, et al. Dose related association of impact activity and bone mineral density in pre-pubertal girls. Calcif Tissue Int 2003;72:24–31.

DEUXIEME ARTICLE

Plublié dans l'European Journal of Pediatrics (2014) 173(1):53-61.

doi: 10.1007/s00431-013-2115-3.

Young Male Soccer Players Exhibit Additional Bone Mineral Acquisition During The Peripubertal Period: 1-Year Longitudinal Study

Abbreviated title: Young Male Soccer Players and Bone Mineral Content

Mohamed Zouch, Laurence Vico, Mohamed Rehailia, Delphine Frère, Christian Alexandre

Abstract

Objective

The aim of this study was to determine whether soccer could have different bone benefits in prepubescent and pubescent boys.

Methods

We investigated 76 boys aged 10 to 13 years during a 1-year survey. All boys were prepubescent at the beginning of the survey (T0). At the end of the survey (T1), 35 boys remained prepubescent (22 soccer players, F1 and 13 controls, C1) and 41 boys had entered puberty (26 soccer players, F2 and 15 controls, C2). Bone mineral content (BMC) was measured at T0 and T1 by DPX in the lumbar spine, total hip and whole body (WB) for comparison between soccer players and controls.

Results

At T0, no BMC difference was found between F1 and C1, but BMC was higher in F2 than in C2 in WB and weight-bearing sites. At T1, BMC was higher in WB and weight-bearing sites in both F1 and F2 compared to their respective controls.
Between T0 and T1, soccer induced an increase in BMC gain at weight-bearing sites in both F1 and F2 compared to C1 and C2, respectively. The soccer-related bone gain was greater in whole body, weight-bearing (lumbar spine, total hip and supporting leg) and non-weight-bearing bones (dominant arm and non-dominant arm) in boys who became pubescent than in boys who remained prepubescent.

Conclusion

This 1-year survey in young male soccer players demonstrates that the process of bone accretion at the very early phase of puberty is more intensely stimulated by the combination of physical exercise and sexual impregnation than by one of these factors alone.

Key words: bone mineral content, physical activity, soccer, male, Peripubertal period.

INTRODUCTION

Bone mass approximately doubles during puberty (1). Maximization of the bone mineral content (BMC) gain during childhood and adolescence may be important to reduce the risk of subsequent osteoporosis and associated fractures (2). This maximization can be achieved by practice of physical exercise and impact sports (3). Several cross-sectional studies in prepubescent female gymnasts have concluded that physical activity promoted greater bone deposition mainly in weight-bearing bones (lumbar spine and femoral neck) (4, 5). More recently, a 3-year follow-up study in prepubescent children showed that physical activity was related to BMC in the hip, trochanter, spine, and whole body in boys and in the trochanter and whole body in girls (6). Similarly, in postpubertal athletes, the practice of impact loading sports (running, artistic gymnastics) induced higher BMC in solicited weight-bearing bones particularly at the femoral neck (7, 8) (9). Numerous longitudinal studies have also reported that adolescent sportswomen have higher bone mineral density (BMD) than controls (9-13). Time-lapse of exercise-induced BMC or BMD gain depends on the type of activity (activity with high or low impacts)(14, 15), bone sites (loaded or unloaded bone sites)(16) and Tanner's stage (pubescent or prepubescent Tanner's stage) (11, 17). In particular, female adolescent soccer players have enhanced BMC in all sites as early as the first year of puberty (17). In contrast, in young female tennis players, no significant modification of the dominant upper limb and the lumbar spine BMD was observed in Tanner's stage I and II (18). Nine-month high impact exercises in girls have been shown to be more efficient before than after menarche (19). To the best of our knowledge, these differences in bone response to physical activity between the prepubescent and pubescent period have been mainly documented in girls.

Soccer, which is probably the most widely practiced sport by children throughout the world, is characterized by running periods with rapid changes of direction, starts, stops, jumping and kicking, resulting in high ground-reaction forces, particularly in weight-bearing bones (20). In male adults, amateur soccer players had an enhanced

BMC and BMD in the lumbar spine, hip, and lower limbs compared to sedentary controls (21). Similarly, female former soccer players, with an average career of 9.7 years, retained a higher BMD level - adjusted for age, weight and BMI - in the proximal femur and whole body sites compared to controls (22). To our knowledge, only two studies have investigated the effect of long-term soccer practice on the growing skeleton. In the first study, peripubescent boys showed an increased BMD and BMC in the lower limbs, femur and lumbar spine during a 3-year survey (23). In the second study, prepubescent boys playing soccer for at least 3 years did not show any difference compared to age-matched controls. However, after a 10-month follow-up, soccer players showed a greater BMC gain in weight-bearing bones than controls (24), suggesting that approaching puberty potentiates the effects of physical activity. The aim of this study was to verify this hypothesis. We therefore determined whether the longitudinal bone benefit of soccer differed according to pubertal stage in boys of the same age and soccer practice level at baseline: one group remained prepubescent throughout the 1-year survey while the other group entered puberty during follow-up. We showed that pubescent soccer players have significantly higher BMC gain in the femoral neck, lumbar spine and supporting leg versus soccer playing boys who remained prepubescent and versus pubescent controls.

METHODS

Population

Seventy six children aged 10 to 13 years were recruited into this study: 48 were soccer players in a local club for at least 3 years in addition to physical education at school. They completed 2 to 5 hours of training plus one competition game per week during the school year (September to June). They were compared to 28 control children who only had physical education at school.
BMC measurements were performed at two time-points:

T0: the first measurement was performed at the end of a sport period (June or beginning of July). All boys were prepubescent (n=76).

T1: the second measurement was performed at the end of the next sport period (11.64±1.0 months later). At this time, children were divided in two groups according to their pubescent status:

Group 1 (G1) consisted of 35 children who remained prepubescent (Tanner's stage I) divided into two subgroups: soccer players group (F1, n=22) and control group (C1, n = 13).

Group 2 (G2) consisted of 41 children who had entered puberty (Tanner's stage II) divided into two subgroups: soccer players group (F2, n=26) and control group (C2, n = 15).

The study was approved by the Independent Ethics Committee (CCPPRB) of Saint-Etienne Hospital, France (Sept 2002). Signed informed consent was obtained from all children and their parents.

Anthropometric parameters

Weight was measured with scales (±0.05 kg) and height was measured with a wall stadiometer (±0.5 cm). Body mass index (BMI) was calculated according to the formula: BMI=Weight/Height^2. Dietary calcium intake was measured using Fardelonne's questionnaire (25) specifically adapted to the French population.

Densitometric measurements

Bone mineral content was measured with a Hologic WB Delphi densitometer (Hologic Inc., Waltham, MA) in the whole body. BMC values were derived from the whole body measurement for the skull, both upper limbs (dominant and non-dominant arms) and both lower limbs (supporting and kicking legs). Specific measurements were performed in the dominant femoral neck (total hip) and lumbar spine (L2-L4). BMC constituted the primary endpoint in order to the combined effects of bone modeling and remodeling on calcium content in these boys. The coefficient of variation was < 1% in the lumbar spine and femoral neck. It was measured twice in 5 children at a short interval of time for the whole body (0.7%), upper limbs (2.7%), lower limbs (1.3%), and head (2.2%). Bone areas were measured at the same time. Lean and fat masses (kg) were measured on the same device.

BMC gain expressed as a percentage (%) in all sites was calculated by the formula:
BMC gain = $(BMC_{T1}-BMC_{T0})/BMC_{T0}*100$.

Weight-bearing bones were defined as lumbar spine, total hip and both kicking and supporting legs. Non-weight-bearing bones were defined as skull, dominant and non-dominant arms.

Pubescent status

Pubescent status was determined by complete 24-hour urine hormonal assay of FSH-LH according to Morel's method, the method usually used in France (26). Boys with LH ≤ 0.31 IU/24h and FSH ≤ 2.19 IU/24h, corresponding to Tanner's stage I, were considered to be prepubescent, and boys with 0.31<LH<0.95 IU/24h and 1.57<FSH<3.77 IU/24h, corresponding to Tanner's stage II, were considered to be pubescent. The lack of overlap of LH values in Tanner's stage I (prepubescent) and II (pubescent) represents an obvious laboratory marker for the onset of puberty(26).
Pubescent status was determined in all children at T0 and T1.

Physical activity

Physical activity was assessed on the basis of several parameters:
Physical ability was assessed by VO_2 max evaluation. It was calculated indirectly by Leger's 20 meters shuttle run test (27) at T0 and T1.
Basal physical activity was measured using Bratteby's questionnaire (a day without soccer training or competition for soccer players): it provided an assessment of physical activity level based on gender, age and energy expenditure according to the

formula: PAL= TEE/MBR (PAL = physical activity level; TEE = total expended energy; MBR = basal metabolism) (28).

Statistical analysis

Statistical analysis was carried out using Statistica software (version 6.0 2001, Statsoft, France). Comparisons between groups (soccer players and controls) for BMC data, BMC gain between T0 and T1, anthropometric and physical fitness parameters were performed with Student's t-test or Mann-Whitney U-test, depending on the distribution of the variables. Kolmogorov-Smirnov & Lilliefors test was used to identify the type of distribution.

BMC data were expressed as mean±SD, BMC gain data were expressed as mean±SEM and differences were considered significant at the 0.05 level.

RESULTS

Anthropometric variables, physical fitness and pubescent status

The subjects' age, anthropometric parameters, physical fitness, and hormonal data are summarized in Table 1.

No difference in age, height, weight, lean mass, BMI, daily calcium intake, LH and FSH was observed between groups F1 and C1, and between groups F2 and C2 at T0 and T1, respectively. In contrast, control groups had higher fat mass and lower VO_2 max uptake than soccer players at T0 and T1. The basal physical activity questionnaire did not show any significant difference between groups.

Table 1: Anthropometric, physical fitness and pubescent status parameters in prepubescent (G1) and pubescent (G2) soccer players and controls at baseline and after 1 year of follow-up.

		G1		G2	
		Soccer players (F1, n=22)	Controls (C1, n=13)	Soccer players (F2, n=26)	Controls (C2, n=15)
Age (years)	T0	11.93±0.81	11.69±0.61	12.86±0.79	12.52±0.59
	T1	12.93±0.82	12.62±0.57	13.84±0.80	13.46±0.61
Height (m)	T0	1.52±0.038	1.50±0.04	1.57±0.05	1.55±0.05
	T1	1.58±0.044	1.56±0.04	1.63±0.07	1.61±0.07
Weight (kg)	T0	38.88±4.82	40.39±8.30	43.12±6.24	44.75±8.69
	T1	43.00±5.49	43.46±9.12	49.59±7.21	50.19±9.38
BMI (kg/m^2)	T0	16.86±2.25	18.00±3.01	17.51±2.23	18.65±2.81
	T1	17.23±2.04	17.37±3.34	18.56±2.14	19.23±2.57
Lean mass (kg)	T0	29.56±3.14	29.19±4.00	33.88±4.77	32.10±4.26
	T1	33.91±4.43	31.22±4.26	40.20±5.61	37.54±6.67
Fat mass (kg)	T0	7.39±2.97^{a*}	10.00±5.08	7.88±2.30^{b*}	11.11±5.59
	T1	7.90±2.37^{a*}	10.57±6.06	8.92±3.20^{b*}	12.81±6.31
Calcium intake (mg/d)	T0	976±320	1056±214	1073±260	1170±288
	T1	1131±251	1191±308	1102±293	1086±276
Physical activity level	T0	33.26±3.76	32.38±4.56	33.03±3.85	32.23±4.17
	T1	32.74±2.04	31.32±3.64	33.78±5.24	33.0±4.66
VO$_2$max uptake	T0	53.56±3.53^{a***}	47.88±3.72	54.53±3.38^{b***}	49.07±2.85
(ml/kg/min)	T1	54.43±3.22^{a***}	49.44±2.87	55.48±3.05^{b***}	48.20±2.67
LH (IU/24h)	T0	0.12±0.06	0.13±0.04	0.19±0.07	0.18±0.05
	T1	0.22±0.06	0.20±0.04	0.52±0.20	0.47±0.31
FSH (IU/24h)	T0	1.42±0.32	1.39±0.20	1.71±0.24	1.70±0.21
	T1	1.85±0.26	1.83±0.21	2.82±0.42	2.78±0.50

(a) F1 vs C1, (b) F2 vs C2. *p<0.05; ***p<0.001

Densitometric measurements

Bone mineral content (Table 2)

Table 2: Bone mineral content in prepubescent (G1) and pubescent (G2) soccer players and controls at baseline and after 1 year of follow-up.

BMC (g)		G1 Soccer players (F1, n=22)	G1 Controls (C1, n=13)	G2 Soccer players (F2, n=26)	G2 Controls (C2, n=15)
Lumbar spine	T0	23.62±3.00	23.65±4.75	26.79±5.74	25.21±4.91
	T1	25.85±4.00	24.96±4.94	32.98±7.10 [b*]	27.88±5.33
Total hip	T0	24.09±4.05	22.24±4.11	28.60±5.68 [b**]	23.92±3.83
	T1	27.78±5.02 [a**]	23.41±3.88	37.75±6.13 [b***]	28.95±3.69
Whole body	T0	1359±132	1307±219	1538±228 [b*]	1384±226
	T1	1508±162 [a*]	1369±240	1783±274 [b**]	1591±235
Kicking leg	T0	257.14±38.21	238.37±46.78	309.65±59.66 [b*]	265.04±49.25
	T1	302.13±45.06 [a**]	258.71±49.94	374.31±71.59 [b***]	294.30±51.25
Supporting leg	T0	261.65±35.51	244.89±48.90	310.21±60.65 [b*]	271.31±51.54
	T1	302.44±45.04 [a*]	265.77±50.84	377.60±75.52 [b**]	305.75±49.39
Dominant arm	T0	77.50±11.76	76.17±19.33	84.82±16.76	83.22±20.95
	T1	82.73±13.33	80.82±21.29	105.74±21.17	100.81±27.38
Non-dominant arm	T0	72.67±12.81	73.54±20.75	80.31±14.87	78.86±20.22
	T1	78.37±6±12.77	76.52±20.52	97.61±19.53	93.74±27.38
Head	T0	387.68±41.94	370.35±37.13	375.09±48.50	367.18±55.30
	T1	374.15±52.54	389.58±41.02	370.77±54.20	389.54±44.15

(a) F1 vs C1, (b) F2 vs C2. *p<0.05; **p<0.01; ***p<0.001

<u>G1 group</u>

At T0, no BMC difference was found in any of the measured sites between F1 and C1. At T1, whole body, total hip, and both supporting and kicking legs BMC were higher in F1 than in C1.

<u>G2 group</u>

At T0, BMC was higher in F2 than in C2 in the whole body, total hip and both supporting and kicking legs. At T1, BMC was higher in F2 than in C2 in the whole body and all weight-bearing sites.

BMC gain: comparison between G1 and G2

In control groups, BMC gain was significantly higher in boys who became pubescent than in boys who remained prepubescent in the whole body (15.5±1.9% vs 5.4±2.1% $p<0.001$), total hip (22.1±2.9% vs 7.7±3.1 $p<0.01$) and dominant (22.0±5.1% vs 6.0±1.1%; $p<0.01$) and non-dominant (19.7±4.6% vs 4.6±1.7%; $p<0.001$) arms. No significant differences were observed for the other measurement sites.

In soccer players, BMC gain was significantly more marked in all weight-bearing bones (Figure 1-5) and non-weight-bearing bones (dominant arm 25.3±2.8% vs 7.0±2.0%; $p<0.001$, non-dominant arm (21.8±2.3% vs 8.4±2.0%; $p<0.001$) in F2 compared to F1.

When comparing soccer players to controls, F1 showed a higher BMC gain at total hip (14.9±9.5%; $p<0.05$), whole body (11.0±4.9%; $p<0.01$), and kicking leg (17.9±8.9%; $p<0.01$), while BMC gain in the lumbar spine, supporting leg and non-weight-bearing bones was comparable (Figures 1-5). However, a lower BMC gain was observed in the skull in F1 than in C1 (-3.8±1.1% and 5.0±1.3%, respectively; $p<0.001$). F2 showed a greater BMC gain in the lumbar spine (23.4±12.7%; $p<0.001$), total hip (33.4±15.5%; $p<0.01$) and both kicking (21.2±9.8%; $p<0.001$) and supporting (22.1±13.3%; $p<0.05$) legs (Figures 1-5). No BMC gain was observed in the whole body and non-weight-bearing bones in F2 compared to C2, but a lower BMC gain was observed in the skull in F2 compared to C2 (-2.6±1.8 and 7.8±2.1%, respectively; $p<0.01$).

Fig 1: Comparison of BMC gain in the lumbar spine between soccer players and controls

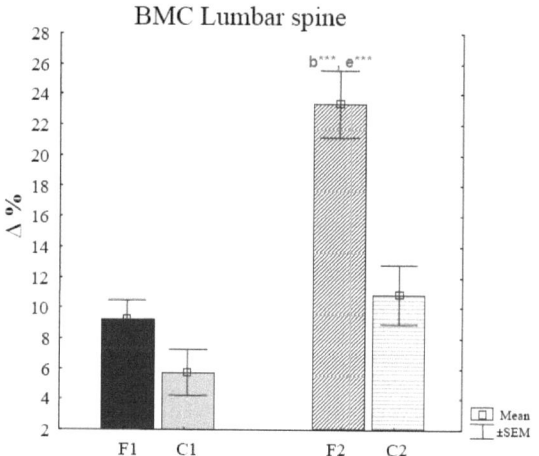

(b) F2 vs C2; (e) F1 vs F2; ***p<0.001

BMC gain was higher in F2 than in C2 and F1, but no significant difference was observed between control groups and between F1 and C1.

Fig 2: Comparison of BMC gain in total hip between soccer players and controls

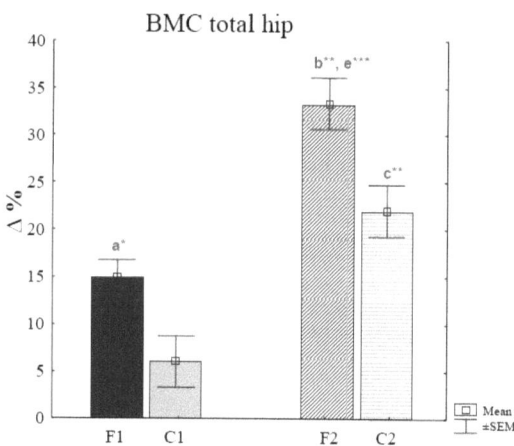

(a) F1 vs C1; (b) F2 vs C2; (c) C1 vs C2; (e) F1 vs F2; *p<0.05 **p<0.01; ***p<0.001

BMC gain was higher in F1 than in C1, in F2 than in C2, in F2 than in F1 and in C2 than in C1.

Fig 3: Comparison of BMC gain in whole body between soccer players and controls

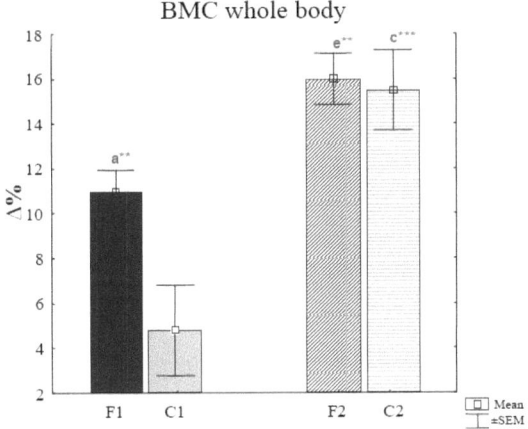

(a) F1 vs C1, (C) C1 vs C2; (e) F1 vs F2; *p<0.05 **p<0.01; ***p<0.001

BMC gain was higher in F1 than in C1, in F2 than in F1 and in C2 than in C1 but no significant difference was observed between F2 and C2.

Fig 4: Comparison of BMC gain in the kicking leg between soccer players and controls

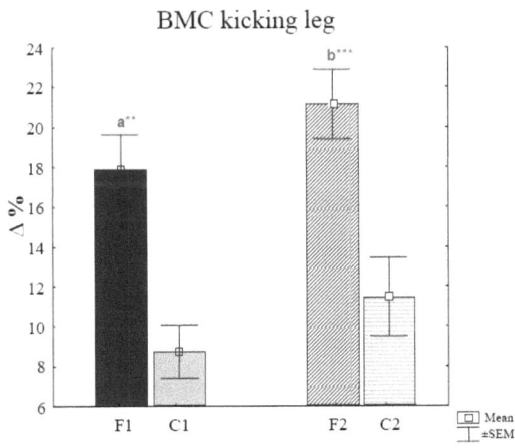

(a) F1 vs C1, (b) F2 vs C2; **p<0.01; ***p<0.001

BMC gain was higher in soccer players than in controls, but no significant difference was observed between the two groups of soccer players and controls.

Fig 5: Comparison of BMC gain in the supporting leg between soccer players and controls

BMC supporting leg

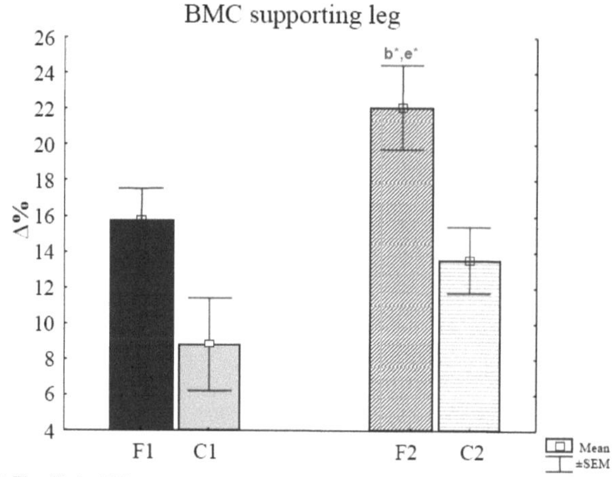

(b) F2 vs C2; (e) F1 vs F2; *p<0.05

BMC increase was higher in F2 than in C2 and F1, but no significant difference was observed between F1 and C1 or between C2 and C1.

DISCUSSION

In our population of 76 prepubescent boys, the rate of entry into puberty during the 1-year survey was similar in soccer players and controls, representing 54% of the overall population. Soccer training at the rate of 2 to 5 hours/week therefore did not induce any alteration of hormonal secretion in these boys. Similar findings have been reported in the literature for girls performing moderate physical activity is (29), although it is well known that overtraining can lead to delayed menarche (30). To our knowledge, this type of deleterious effect was never been demonstrated in boys.

Soccer is a well-known osteogenic sport in adults at various bone sites such as weight-bearing bones and the lumbar spine (22, 31), but osteogenic effects have not been clearly demonstrated in children. In a cross-sectional study conducted by Vicente-Rodriguez et al (32), BMC in the whole body and lumbar spine was similar between young soccer boys (9.3 y.o.) and their age-matched controls, but a higher BMC was observed in the lower limbs of soccer players suggesting site-specific effects. We performed similar analyses in a slightly older population (10 to 13 y.o.)

and showed that in prepubescent boys of group G1 (boys who remained prepubescent throughout the survey), BMC was similar between soccer players and controls at the beginning of the survey regardless of the bone site (T0). However, BMC increased more markedly in weight-bearing bones in soccer players than in controls after one year (T1). This was associated with a lower fat mass and a higher global sports capacity. Paradoxically, in group G2 (prepubescent at the beginning of the study who became pubescent during the survey), we observed that the BMC of soccer players was different from that of controls at T0. Although belonging to the Tanner stage I period as their LH and FSH values did not exceed the upper limit (26), we noted that the G2 population had higher baseline LH and FSH levels than the G1 population. Group G2 was therefore closer to onset of puberty than group G1 at T0.

At T1, group G2 had a higher BMC at all measured sites compared to controls, showing that bone accretion was more intensely stimulated by the combination of physical exercise and sex hormone impregnation than by either factor alone. Other studies dealing with other types of sports have reported a beneficial effect of physical exercise on bone accretion at very early puberty (12, 17, 23, 33). McKay et al. (12) found proximal femur and trochanter BMC gain in early pubertal girls and boys who completed 3 minutes of "bounce at the bell" (10 counter-movement jumps), 3 days a week for 8 months. Similarly, the data reported by Wang et al (33) provided evidence that the most beneficial time for physical exercise to exhibit its effect on bone development is in the early pubertal period for normal schoolchildren.

In our longitudinal analysis, the control groups showed the expected BMC gain related to the normal evolution of bone mass due to growth and hormonal impregnation (34-36). It is of note that whole body and total hip BMC gain between T0 and T1 was much greater in C2 than in C1 in accordance with their hormonal levels. We also showed that, over one year, the BMC gain was higher in the whole body, total hip and kicking leg in soccer players who remained prepubescent than in controls. These results are in agreement with those of Courteix et al.(10), who reported that BMD in all weight-bearing sites was more markedly increased over 1 year in prepubescent gymnast girls with a high training level (12-15 h per week) than in a control group. Scerpella et al (37) also showed that bone density gain of gymnast girls was related to duration of training. Moreover, our results confirmed the general belief concerning the efficiency of physical activity on bone gain, particularly in weight-bearing bones: in a 10-month nonrandomized trial, premenarcheal girls who were engaged in impact activities (i.e., soccer, football, and skipping) for 30 minutes 3 times/week, had a greater increased of BMC at the femoral neck, proximal femur, lumbar spine, and whole body than controls (38). Nevertheless, contradictory data have been reported. Mackelvie et al (39) reported a non-significant femoral neck, lumbar spine and whole body BMC gain in 10.1 year-old prepubescent girls, who completed a 10-minute circuit of varied jumping exercises 3 times per week for 7 months. This lack of significance might be due to the short duration of the training program. The modalities of physical activity therefore include several parameters related not only to the type of activity, its intensity and the duration of episodes, but also to its repetition over time. Our study suggested that 2 to 5 hours of soccer practice per week for one year is efficient on bone accretion in boys.

In boys who became pubescent after the 1-year survey, the BMC gain was higher in all weight-bearing bones (lumbar spine, total hip and both kicking and supporting legs) than in controls confirming the osteogenic effect of soccer in these specific sites involved in the sport. Our data confirmed those derived from a 3-year longitudinal study by Vicente-Rodriguez et al, who demonstrated a BMC increase in the legs, lumbar spine, femoral neck and total hip in boys becoming pubescent (23). We also showed that the BMC gain was more marked in F2 than in F1. These results are in agreement with those of Slemenda et al (40), who reported that, after 3 years of physical training, male and female pubescent gymnasts showed a more marked BMC gain at all measured sites than prepubescent gymnasts.

The higher bone response in weight-bearing bones observed in prepubescent and peripubescent soccer players was associated with a lower BMC gain in the skull. The head plays a minor role during soccer training in populations of this age, in contrast with adult soccer players who present an increased skull bone response (38). A reduction of cranial BMC was also noted in prepubescent gymnasts (41). Lower limb impacts may therefore induce transfer of calcium from non-weight-bearing to weight-bearing sites. Mineral transfer has also been observed in astronauts and anti-orthostatic bed-rest volunteers, in whom bone loss is observed in the lower limbs with no change in thoracic and arm levels, while skull BMD increased (42). Although bone responds locally to mechanical stress changes, an integrated systemic response involving the whole skeleton probably exists, although its mechanisms have not yet been elucidated.

We conclude that soccer, a well-known osteogenic sport in adults (22, 31), does not increase BMC in prepubescent soccer-playing boys but induces an increased BMC in weight-bearing bones in boys closer to puberty. In pubescent boys, soccer increased BMC gain in the femoral neck, lumbar spine and supporting leg compared to soccer players who remained prepubescent and pubescent controls. These data confirm that the bone accretion process is more actively stimulated by the combination of physical exercise and sex hormone impregnation than by either of these factors alone. Soccer may therefore provide protection against the development of osteoporosis and osteoporotic fractures in later life.

ACKNOWLEDGMENTS

The authors are very grateful to the soccer players and control boys who enthusiastically participated in this study. This study was supported by the St-Etienne Hospitals Clinical Research Council and the St-Etienne Bone Tissue Biology Laboratory (INSERM-U890).

REFERENCES

1. Saggese G, Baroncelli GI, Bertelloni S. Puberty and bone development. Best Pract Res Clin Endocrinol Metab 2002;16(1):53-64.
2. Johnston CC, Jr., Slemenda CW. Peak bone mass, bone loss and risk of fracture. Osteoporos Int 1994;4 Suppl 1:43-5.
3. Welten DC, Kemper HC, Post GB, Van Mechelen W, Twisk J, Lips P, et al. Weight-bearing activity during youth is a more important factor for peak bone mass than calcium intake. J Bone Miner Res 1994;9(7):1089-96.
4. Dyson K, Blimkie CJ, Davison KS, Webber CE, Adachi JD. Gymnastic training and bone density in pre-adolescent females. Med Sci Sports Exerc 1997;29(4):443-50.
5. Nickols-Richardson SM, Modlesky CM, O'Connor PJ, Lewis RD. Premenarcheal gymnasts possess higher bone mineral density than controls. Med Sci Sports Exerc 2000;32(1):63-9.
6. Janz KF, Gilmore JM, Burns TL, Levy SM, Torner JC, Willing MC, et al. Physical activity augments bone mineral accrual in young children: The Iowa Bone Development study. J Pediatr 2006;148(6):793-9.
7. Lehtonen-Veromaa M, Mottonen T, Svedstrom E, Hakola P, Heinonen OJ, Viikari J. Physical activity and bone mineral acquisition in peripubertal girls. Scand J Med Sci Sports 2000;10(4):236-43.
8. Lima F, De Falco V, Baima J, Carazzato JG, Pereira RM. Effect of impact load and active load on bone metabolism and body composition of adolescent athletes. Med Sci Sports Exerc 2001;33(8):1318-23.
9. Laing EM, Massoni JA, Nickols-Richardson SM, Modlesky CM, O'Connor PJ, Lewis RD. A prospective study of bone mass and body composition in female adolescent gymnasts. J Pediatr 2002;141(2):211-6.
10. Courteix D, Lespessailles E, Jaffre C, Obert P, Benhamou CL. Bone material acquisition and somatic development in highly trained girl gymnasts. Acta Paediatr 1999;88(8):803-8.
11. Dowthwaite JN, Distefano JG, Ploutz-Snyder RJ, Kanaley JA, Scerpella TA. Maturity and activity-related differences in bone mineral density: Tanner I vs. II and gymnasts vs. non-gymnasts. Bone 2006;39(4):895-900.
12. McKay HA, MacLean L, Petit M, MacKelvie-O'Brien K, Janssen P, Beck T, et al. "Bounce at the Bell": a novel program of short bouts of exercise improves proximal femur bone mass in early pubertal children. Br J Sports Med 2005;39(8):521-6.

13. Nickols-Richardson SM, O'Connor PJ, Shapses SA, Lewis RD. Longitudinal bone mineral density changes in female child artistic gymnasts. J Bone Miner Res 1999;14(6):994-1002.
14. Courteix D, Lespessailles E, Peres SL, Obert P, Germain P, Benhamou CL. Effect of physical training on bone mineral density in prepubertal girls: a comparative study between impact-loading and non-impact-loading sports. Osteoporos Int 1998;8(2):152-8.
15. Nikander R, Sievanen H, Uusi-Rasi K, Heinonen A, Kannus P. Loading modalities and bone structures at nonweight-bearing upper extremity and weight-bearing lower extremity: a pQCT study of adult female athletes. Bone 2006;39(4):886-94.
16. Egan E, Reilly T, Giacomoni M, Redmond L, Turner C. Bone mineral density among female sports participants. Bone 2006;38(2):227-33.
17. Soderman K, Bergstrom E, Lorentzon R, Alfredson H. Bone mass and muscle strength in young female soccer players. Calcif Tissue Int 2000;67(4):297-303.
18. Haapasalo H, Kannus P, Sievanen H, Pasanen M, Uusi-Rasi K, Heinonen A, et al. Effect of long-term unilateral activity on bone mineral density of female junior tennis players. J Bone Miner Res 1998;13(2):310-9.
19. Heinonen A, Sievanen H, Kannus P, Oja P, Pasanen M, Vuori I. High-impact exercise and bones of growing girls: a 9-month controlled trial. Osteoporos Int 2000;11(12):1010-7.
20. Alfredson H, Nordstrom P, Lorentzon R. Total and regional bone mass in female soccer players. Calcif Tissue Int 1996;59(6):438-42.
21. Calbet JA, Dorado C, Diaz-Herrera P, Rodriguez-Rodriguez LP. High femoral bone mineral content and density in male football (soccer) players. Med Sci Sports Exerc 2001;33(10):1682-7.
22. Duppe H, Gardsell P, Johnell O, Ornstein E. Bone mineral density in female junior, senior and former football players. Osteoporos Int 1996;6(6):437-41.
23. Vicente-Rodriguez G, Ara I, Perez-Gomez J, Serrano-Sanchez JA, Dorado C, Calbet JA. High femoral bone mineral density accretion in prepubertal soccer players. Med Sci Sports Exerc 2004;36(10):1789-95.
24. Zouch M, Jaffre C, Thomas T, Frère D, Courteix D, Vico L, et al. Long-Term Soccer-Practice Increases Bone Mineral Content Gain in Prepubescent Boys. Joint Bone Spine. 2006(accepted in 7 december 2006).
25. Fardelonne P, Sebert JL, Bouraya M, Bonidan O, Leclercq G, Doutrellot C, et al. Evaluation de la teneur en calcium du régime alimentaire par autoquestionnaire fréquentiel. Rev Rhum 1991;58:99-103.
26. Morel Y, La Selve H, Chatelain P, Perez J, Varenne JP, de Peretti E, et al. [Value of the assay of urinary gonadotropins in pediatric endocrinology]. Arch Fr Pediatr 1985;42 Suppl 1:579-85.

27. Leger LA, Mercier D, Gadoury C, Lambert J. The multistage 20 metre shuttle run test for aerobic fitness. J Sports Sci 1988;6(2):93-101.

28. Bratteby LE, Sandhagen B, Lotborn M, Samuelson G. Daily energy expenditure and physical activity assessed by an activity diary in 374 randomly selected 15-year-old adolescents. Eur J Clin Nutr 1997;51(9):592-600.

29. Borer KT. Physical activity in the prevention and amelioration of osteoporosis in women: interaction of mechanical, hormonal and dietary factors. Sports Med 2005;35(9):779-830.

30. Constantini NW, Warren MP. Special problems of the female athlete. Baillieres Clin Rheumatol 1994;8(1):199-219.

31. Wittich A, Mautalen CA, Oliveri MB, Bagur A, Somoza F, Rotemberg E. Professional football (soccer) players have a markedly greater skeletal mineral content, density and size than age- and BMI-matched controls. Calcif Tissue Int 1998;63(2):112-7.

32. Vicente-Rodriguez G, Jimenez-Ramirez J, Ara I, Serrano-Sanchez JA, Dorado C, Calbet JA. Enhanced bone mass and physical fitness in prepubescent footballers. Bone 2003;33(5):853-9.

33. Wang QJ, Suominen H, Nicholson PH, Zou LC, Alen M, Koistinen A, et al. Influence of physical activity and maturation status on bone mass and geometry in early pubertal girls. Scand J Med Sci Sports 2005;15(2):100-6.

34. Bonjour JP, Theintz G, Buchs B, Slosman D, Rizzoli R. Critical years and stages of puberty for spinal and femoral bone mass accumulation during adolescence. J Clin Endocrinol Metab 1991;73(3):555-63.

35. Glastre C, Braillon P, David L, Cochat P, Meunier PJ, Delmas PD. Measurement of bone mineral content of the lumbar spine by dual energy x-ray absorptiometry in normal children: correlations with growth parameters. J Clin Endocrinol Metab 1990;70(5):1330-3.

36. Takahashi Y, Minamitani K, Kobayashi Y, Minagawa M, Yasuda T, Niimi H. Spinal and femoral bone mass accumulation during normal adolescence: comparison with female patients with sexual precocity and with hypogonadism. J Clin Endocrinol Metab 1996;81(3):1248-53.

37. Scerpella TA, Davenport M, Morganti CM, Kanaley JA, Johnson LM. Dose related association of impact activity and bone mineral density in pre-pubertal girls. Calcif Tissue Int 2003;72(1):24-31.

38. Morris FL, Naughton GA, Gibbs JL, Carlson JS, Wark JD. Prospective ten-month exercise intervention in premenarcheal girls: positive effects on bone and lean mass. J Bone Miner Res 1997;12(9):1453-62.

39. Mackelvie KJ, McKay HA, Khan KM, Crocker PR. A school-based exercise intervention augments bone mineral accrual in early pubertal girls. J Pediatr 2001;139(4):501-8.

40. Slemenda CW, Reister TK, Hui SL, Miller JZ, Christian JC, Johnston CC, Jr. Influences on skeletal mineralization in children and adolescents: evidence for varying effects of sexual maturation and physical activity. J Pediatr 1994;125(2):201-7.

41. Courteix D, Lespessailles E, Obert P, Benhamou CL. Skull bone mass deficit in prepubertal highly-trained gymnast girls. Int J Sports Med 1999;20(5):328-33.

42. Vico L, Collet P, Guignandon A, Lafage-Proust MH, Thomas T, Rehaillia M, et al. Effects of long-term microgravity exposure on cancellous and cortical weight-bearing bones of cosmonauts. Lancet 2000;355(9215):1607-11.

TROISIEME ARTICLE

Le golf est-il un sport adapté au squelette de la personne âgée ? Etude pilote évaluant la microarchitecture en 3 dimensions des os porteurs et non porteurs

I- Objet de l'étude

Des stratégies non-pharmacologiques telles que l'amélioration des habitudes alimentaires, mais aussi l'augmentation du niveau d'activité physique ont été proposées pour lutter contre l'ostéoporose [Nguyen TV et coll, 2000][210]. Il est actuellement reconnu que l'activité physique a une action ostéogénique, particulièrement lorsqu'elle comporte des impacts transmis au squelette. Cette action a été particulièrement bien démontrée chez des athlètes pratiquant des disciplines à fortes contraintes mécaniques [Creighton DL et coll, 2001][211] telles que l'haltérophilie [Karlsson MK et coll, 1993][212] mais il est clair que ces activités sont particulièrement mal adaptées aux personnes après 60 ans, un âge auquel il est pourtant hautement recommandé de pratiquer des exercices visant à protéger les capacités cardiovasculaires et le capital osseux. Dans cette situation, la pratique régulière du golf pourrait être particulièrement bénéfique pour le squelette non seulement au niveau des membres inférieurs du fait des impacts au sol répétés lors de la marche soutenue qu'il requiert [Hoshino H et coll, 1996][213], mais aussi au niveau des membres supérieurs grâce aux impacts transmis par le club au moment de la frappe de la balle, comme cela a été largement montré avec les sports de raquette [Kontulainen S et coll, 2003; Ducher G et coll, 2004; Ducher G et coll, 2006][214],[215],[216].

II- Hypothèse

Le golf, sport adapté aux personnes âgées, pourrait augmenter la densité osseuse et modifier la microarchitecture osseuse à proximité ou au niveau des sites osseux périphériques les plus fréquemment touchés par la survenue de fractures ostéoporotiques, le poignet et la hanche.

III- Matériels et Méthodes

Il s'agit d'une étude de cohorte monocentrique prospective portant sur l'évaluation de la microarchitecture osseuse chez des hommes âgés pratiquant le golf comparés à des marcheurs et à des sédentaires appariés pour l'âge +/-2 ans.

Les deux groupes contrôles, marcheurs et sédentaires, apparaissent nécessaires pour évaluer la part respective de la marche d'une part, et du swing, c'est-à-dire du jeu de golf proprement dit d'autre part, dans les éventuels bénéfices micro-architecturaux observés chez les golfeurs.

Il s'agit d'une étude pilote avec un nombre de sujets fixés arbitrairement, car l'absence de données de référence pour cette nouvelle technique d'évaluation de la microarchitecture haute résolution ne nous permet pas d'anticiper les différences attendues entre les groupes.

L'ensemble des paramètres densitométriques, architecturaux et biochimiques était mesuré le matin (8h à 10h) au sein du Service de Rhumatologie de l'Hôpital Bellevue à Saint-Etienne.

Cette étude est terminée, elle a été faite dans le cadre du stage de master de Mr Gabin Mountougou, dans lequel j'ai assuré le co-encadrement et la formation pour la manipulation des outils de mesures densitométriques et dans l'analyse des mesures et l'exploitation des données. Sachant que l'étude a débuté avant l'arrivée de Mr Mountougou et que j'ai assurée la totalité des manipulations chez les golfeurs, cette étude fera l'objet d'un article, actuellement en cours de préparation.

III-1 Population étudiée

III-1-1 Critères d'inclusion

Il s'agit d'une étude transversale, qui a reçu un avis favorable du Comité Consultatif de Protection des Personnes dans la Recherche Biomédicale, dans laquelle 43 hommes sains ont été recrutés dans les clubs de troisième âge de Saint Etienne, répartis en : 15 Golfeurs, 15 Marcheurs et 13 sédentaires, tous âgés de 60 à 75 ans.

*Golfeurs : ils pratiquent régulièrement du golf depuis au moins 2 ans à raison de 8 à 12 heures par semaine et sont recrutés dans le club de Golf municipal de Saint Etienne.

*Marcheurs : ils pratiquent régulièrement la marche à pied depuis plus de 2 ans à raison de 8 à 12 heures par semaine, recrutés dans divers clubs de marche de Saint Etienne.

*Sédentaires : ils ne pratiquent aucune activité physique ou sportive intensive (<2 heures/semaine).

III-1-2 Critères de non-inclusion

Pour les Golfeurs, n'ont pas été inclus les personnes utilisant une voiturette pour leurs déplacements. Pour l'ensemble des sujets sportifs et sédentaires, n'ont pas été inclus dans l'étude les sujets présentant l'un des facteurs de confusion suivants :
Maladie osseuse concomitante connue (telles que maladie de Paget, ostéomalacie),
Endocrinopathie définie sur des critères biologiques (telles que maladie de Cushing, hyperthyroïdie, hypogonadisme),
Tabagisme actif (plus de 5 cigarettes/jour), alcoolisme chronique,
Traitement reçus dans les six mois précédents et retentissant sur le métabolisme osseux tels que anabolisants, calcitonine, bisphosphonates, anti-androgènes, corticoïdes.

III-2 Mesures anthropométriques

Le poids était mesuré à l'aide d'un pèse-personne (±0,050 kg) et la taille à l'aide d'une toise (± 0,5 cm).

III-3 Mesures densitométriques et surfaces osseuses (DXA)

La densité minérale osseuse (DMO) et les surfaces osseuses été mesurées par absorptiométrie biphotonique à rayon X (DXA, Hologic Delphi 4500 QDR, 70453 w) au niveau du corps entier. De ces données sont aussi extraites les mesures de la tête, du membre supérieur dominant et non dominant, et du membre inférieur d'appui. Des mesures spécifiques au niveau de la hanche dominante (col fémoral total), du rachis lombaire (L2-L4), et du radius droit et gauche (radius total, proximal, distal et ultradistal) ont également été effectuées avec des logiciels dédiés.

III-4. Mesures Densitométriques volumétrique et architecturales hautes résolutions (3D-pQCT)

Les mesures de la micro-architecture et de la densitométrie tridimensionnelle périphérique (radius et tibia) par micro-tomographie (3D-pQCT) sur l'humain ont été réalisées par un ostéodensitomètre haute résolution (Xtreme CT, Scanco MEDICAL Bassersdorf, Suisse).

Les paramètres structuraux mesurés sont : le volume trabéculaire osseux (BV/TV ; en %), le nombre de travées osseuses (Tb.N ; en /mm), l'epaisseur des travées osseuses (Tb.Th ; en mm), l'écartement des travées osseuses (Tb.Sp ; en mm), l'hétérogénéité du réseau trabéculaire (Tb.1/N.SD ; en mm) et l'epaisseur corticale (Ct.Th, en mm).

Les paramètres densitométriques 3D mesurés sont : la densité osseuse totale (D100), la densité trabéculaire totale (Dtrab), la densité trabéculaire sub-corticale (Dmeta), la densité trabéculaire centrale (Dinn), la densité corticale (Dcomp) ; tous ces paramètres sont exprimés en mg/cm^3 HA.

Le coefficient de variation des paramètres densitométriques et architecturaux est calculé sur deux mesures effectuées à court terme chez 9 sujets. Il est < 1% au niveau du radius et de 1,2 % au niveau du tibia pour les paramètres densitométriques. Pour les paramètres structuraux il est de 2,2 % au niveau du radius et de 2,9 % au niveau du tibia.

III-5 Questionnaires

- ***Alimentation Calcique :*** Elle est estimée par l'auto-questionnaire de Fardelonne portant sur l'alimentation consommée par l'individu pendant une journée : allant de la quantité de lait par verre ou par bol jour jusqu'à la quantité et la qualité d'eau consommée tous les jours en passant par du fromage, des légumes. Elle est exprimée en (mg/jour). Ce questionnaire est validé en français, il situe la valeur normale en calcium chez des personnes âgées entre 1200 et 1500 mg/jour **[Fardellone P et coll, 1998]**[217].

- ***Le QUANTAP*** [Vuillemin A et coll, 2000][218] est un système de quantification de l'activité physique passée et présente. Il met en œuvre trois processus représentés sous la forme de trois modules complémentaires :
un processus de recueil des données issues d'un entretien individuel assisté par ordinateur qui aboutit à la construction d'une FICHE par individu : module de saisie.
un processus de calcul d'indicateurs synthétisant le rapport d'un individu à l'activité physique et son évolution tout au long de la vie : module de calcul.
un processus de regroupement en vue d'un traitement statistique sur une collection de fiches : module de transfert.
Le but du système QUANTAP est de pallier les insuffisances des questionnaires d'évaluation de l'activité physique actuels, en intégrant deux caractéristiques de base : l'aspect multiforme et les conditions temporelles de la pratique physique.
Trois types de données sont recueillies :

les données temporelles susceptibles de repérer le déroulement temporel de chaque pratique (date de début et de fin de pratique, fréquence de pratique, durée) ;
les données nominales concernant le type d'activité pratiqué actuellement et/ou antérieurement (intitulé des activités physiques et/ou sportives, professionnelles) ;
les données permettant de quantifier le niveau énergétique de chaque activité et du niveau énergétique global exprimé en kcal.

Les paramètres quantifiés sont :
la durée d'activité sportive actuelle (ASA),
la duré d'activité sportive totale (AST), avec (AST = ASA + activité sportive antérieure),
la duré d'activité professionnelle totale antérieure (APrT),
la duré d'activité physique totale (APhT), avec (APhT = AST + APrT),
la dépense énergétique lie à l'activité sportive totale (EDAS),
la dépense énergétique lie à l'activité professionnelle totale antérieure (EDAPr),
la dépense énergétique lie à l'activité physique totale (EDAPh), avec (EDAPh = EDAS + EDAPr).

III-6 Dosage des marqueurs biologiques plasmatiques et sériques

Tous les sujets ont subi :
Un bilan phosphocalcique : Calcium sanguin et urinaire, phosphore sanguin, 25-hydroxycholecalciferol, parathormone (PTH), estradiol, testostérone totale, protéine de transport des stéroïdes sexuels dans le sang (sex hormon binding globulin : SHBG). Le sujet est exclu de l'analyse quand les résultats révèlent une endocrinopathie.
La testostérone libre a été calculée par la formule suivante:
Testostérone libre (pmol/l) = (testostérone totale (nmol/l) / (K x SHBG (nmol/l)) x 1000) avec (K=1,6) une constante d'équilibre [Ekins RP, 1984][219]

Un dosage sanguin des marqueurs des activités cellulaires osseuses ostéoblastiques (PINP) et ostéoclastiques (CTX).
Un dosage sanguin d'un marqueur pondérale : la leptine.
Le dosage des biomarqueurs spécifiques du remodelage osseux impose que le sujet soit à jeun depuis la veille au soir et que le prélèvement soit réalisé entre 8 et 10 heures le matin.

Tableau 1: les marqueurs sériques et urinaires, et leurs techniques de dosage.

Bilan phosphocalcique	
Calcémie	*Arsenazo III, spectroréflectométrie*
Calciurie	*Arsenazo III, spectroréflectométrie*
Phosphorémie	*Molybdate d'ammonium, spectroréflectométrie*
25-hydroxycholecalciferol (VitD)	*IRMA (Sorin)*
PTH	*Chimiluminescence (DPC)*
Bilan stéroïdien	
Testostérone totale	*RIA (Beckman Coulter)*
Oestradiol	*RIA (Sorin)*
SHBG	*IRMA (Bekman Coulter)*
Testostérone libre	
Marqueurs osseux et pondéral sériques	
P1NP	*RIA (Orion Diagnostica)*
CTX	*Elisa (Osteometer)*
Leptine	*RIA (linco)*

IV- Analyse statistique

Les moyennes et les déviations standard sont calculées pour chaque paramètre. Les comparaisons unidimensionnelles des paramètres anthropométriques, physiques et biochimiques entre trois groupes sont faites par l'analyse de la variance (ANOVA). Compte tenu de la différence significative de la testostérone libre et de la vitD entre les groupes de mesure et de leurs effets potentiels sur la densité osseuse, les comparaisons des paramètres densitométriques et architecturaux ont été faites par l'analyse de covariance (ANCOVA) avec la testostérone libre et la VitD comme covariables. Les différences entre les groupes sont évaluées par le test post–hoc de Scheffé, en utilisant le logiciel Statistica version 6.0 2001 (Statsoft France).

V) Résultats

V-1 Caractéristiques de la population

Tableau 2 : Les paramètres anthropométriques, la dépense énergétique et la ration journalière calcique chez les golfeurs, les marcheurs et les sédentaires.

	Golfeurs (n=15)		Marcheurs (n=15)		Sédentaires (n=13)		
	Moyenne± SD	[Min - Max]	Moyenne± SD	[Min - Max]	Moyenne± SD	[Min - Max]	ANOVA
Age (ans)	66,20 ± 3,91	[61 - 74]	67,27± 3,52	[63 - 74]	65,85 ± 4,45	[60 - 74]	NS
poids (kg)	74,87 ± 10,80	[62 - 101]	73,5 ± 9,82	[58 - 88]	75,00 ± 11,97	[58 - 105]	NS
Taille (m)	1,74 ± 0,07	[1,68 - 1,90]	1,72 ± 0,06	[1,62 - 1,85]	1,68 ± 0,08	[1,53 - 1,80]	NS
IMC	24,67 ± 2,19	[22 - 29,3]	24,95 ± 2,52	[19,60 - 29,1]	26,500 ± 3,239	[23,9 - 32,4]	NS
Masse maigre (kg)	53,85±5,22	[44,78 - 63,80]	53,42 ± 4,86	[43,46 - 61,62]	52,250 ± 6,288	[43,69 - 60,90]	NS
Masse grasse (kg)	17,20 ± 3,12	[11,936 -21,952]	17,2 ± 4,49	[7,70 - 25,24]	19,79 ± 4,3	[12,78 - 29,05]	NS
Ration en Ca^{2+}	806 ± 253	[434 - 1446]	748 ± 259	[392 - 1204]	784 ± 363	[395 - 1876]	NS
EDAS (kcal)	$265.10^4 \pm 232.10^4$	$[81.10^4 - 710.10^4]$	$459.10^4 \pm 431.10^4$	$[36.10^4 - 1502.10^4]$	$178.10^4 \pm 323.10^4$	$[0 - 1111.10^4]$	NS
EDAPh (kcal)	$2632.10^4 \pm 687.10^4$	$[1472.10^4 - 4150.10^4]$	$3262.10^4 \pm 1686.10^4$	$[1425.10^4 - 7431.10^4]$	$2573.10^4 \pm 1381.10^4$	$[325.10^4 - 6232.10^4]$	NS
EDAPr (kcal)	$1801.10^4 \pm 476.10^4$	$[920.10^4 - 2581.10^4]$	$2139.10^4 \pm 1752.10^4$	$[367.10^4 - 6739.10^4]$	$1702.10^4 \pm 1205.10^4$	$[106.10^4 - 4476.10^4]$	NS

a: M vs S, b: G vs M, c: G vs S, NS; non significatif , Golfeurs (G)Marcheurs (M), Sédentaires (S)

Aucune différence significative n'apparaît sur les différents paramètres anthropométriques, l'âge et la ration journalière calcique.

La dépense énergétique en générale tend à être plus élevée chez les marcheurs que chez les golfeurs et les sédentaires malgré une différence statistique non significative.

V-2 - Caractéristiques sportives et physiques

Tableau 3 : activité sportive, physique et professionnelle chez les golfeurs, les marcheurs et les sédentaires.

	Golfeurs (n=15)		Marcheurs (n=15)		Sédentaires (n=13)		
	Moyenne± SD	[Min - Max]	Moyenne± SD	[Min - Max]	Moyenne± SD	[Min - Max]	ANOVA
ASA (h/an)	371,2 ± 160,5	[132 - 594][c***]	243,4 ± 224,4	[48 - 768][a**]	0,0	0,0	p=0,000
APhT (h)	132059 ± 20303	[90875 - 175232]	158468 ±18822	[13490 - 197341][a***, b*]	118135 ± 10906	[103327 - 135826]	p=0,000
AST (h)	5832,9 ± 5514	[1425 - 22942][c*]	13646 ± 13851	[144 - 42762][a**]	3411 ± 5378	[0 - 16079]	p=0,008
APrT (h)	80959 ± 19480	[45900 - 121000]	90363 ± 24499	[25920 - 124365][a**]	70717 ± 8190	[58500 - 87750]	p=0,005

a: M vs S, b: G vs M, c: G vs S, *p<0,05, **p<0,01, ***p<0,001, NS; non significatif , Golfeurs (G)Marcheurs (M), Sédentaires (S)

Conformément à nos critères de sélection, les sportifs présentent une activité sportive actuelle et totale significativement plus élevée que les sédentaires, la différence entre les golfeurs et les marcheurs apparaissant non significative. Cependant, les marcheurs présentent une activité physique totale supérieure à celle des golfeurs et des sédentaires.

V-3- Marqueurs biochimiques

Tableau 4 : Les marqueurs osseux, les hormones stéroïdiennes et le bilan phosphocalcique.

	Golfeurs (n=15)		Marcheurs (n=15)		Sédentaires (n=13)			
	Moyenne± SD	[Min - Max]	Moyenne± SD	[Min - Max]	Moyenne± SI	[Min - Max]	valeurs normales	
Bilan phosphocalcique								ANOVA
Calcémie (mmol/l)	2,26 ± 0,07	[2,16 -2,38]	2,25 ± 0,06	[2,13 - 2,36]	2,26 ± 0,05	[2,19 - 2,33]	2,00 - 2,50	NS
Calciurie (mmol/l)	2,72 ± 1,25	[0,68 - 4,53]	1,95 ± 0,84	[0,70 - 3,47]	2,65 ± 1,03	[1,23 - 4,39]	2,00 - 2,50	NS
Phosphorémie (mmol/l)	0,89 ± 0,07	[0,72 - 1,01]	0,95 ± 0,13	[0,70 - 1,19]	0,88 ± 0,12	[0,73 - 1,11]	0,87 - 1,50	NS
ViD3 (µg/l)	34,4 ± 3,3	[20,0 - 40,0][c***]	23,9 ± 4,5	[14,0 - 31,4][a***, b***]	17,0 ± 5,1	[8,4 - 23,0] (n=12)	10,0 - 44,0	p=0,000
PTH (ng/l)	37,5 ± 10,4	[24 - 54]	34,8 ± 10,6	[18 - 53]	31,3 ± 11,3	[14 - 50]	20 - 64	NS
Hormones stéroïdiennes								
Testostérone (ng/100ml)	339 ± 78	[24 - 464]	525 ± 121	[316 - 769][a*, b***]	364 ± 117	[144 - 516]	300 - 1200	p=0,000
Testostérone libre (Pmol/l)	166 ± 68	[90 - 321]	243 ± 75	[160 - 420][b*]	223 ± 71	[131-378]		p=0,027
Oestradiol (ng/l)	17,1 ± 3,4	[11,0 - 22,0]	17,7 ± 2,5	[14,1 - 23,0]	18,9 ± 4,2	[11,1 - 26,2]	< 40,0	NS
SHBG (nmol/l)	45,4 ± 12,3	[26 - 66]	45,0± 10,4	[31 - 61]	36,7 ± 15,7	[10 - 57] (n=11)	20 - 70	NS
Marqueurs osseux et pondérales Sériques								
P1NP (µg/l)	36,8 ± 9,7	[22 - 56][c***]	46,3 ± 10,8	[32 - 66][b*] (n=14)	49,7 ± 6,1	[36 - 64] (n=11)	21 - 78	p=0,005
CTX (pmol/l)	3061±1249	[1159 - 5120]	2753±1046	[1786 - 5026] (n=14)	3310 ± 1043	[1897 - 4923] (n=11)	302 - 7208	NS
Leptine (µg/l)	4,77 ± 1,42	[3,0 - 8,2][c***]	4,78 ± 1,00	[3,1 -7,1][a***] (n=13)	7,40 ± 1,77	[4,8 - 10,5] (n=12)	2 - 5,6	p=0,000

a: M vs S, b: G vs M, c: G vs S, *p<0,05, **p<0,01, ***p<0,001, NS; non significatif , Golfeurs (G)Marcheurs (M), Sédentaires (S)

Pour le bilan phosphocalcique, seule la vitamine D est plus élevée chez les sportifs que chez les sédentaires, et chez les golfeurs que chez les marcheurs.

Pour les hormones stéroïdiennes, on remarque que les marcheurs présentent un taux de testostérone totale plus élevé que les golfeurs et les sédentaires et un taux de testostérone libre plus élevé que les golfeurs. En revanche, aucune différence significative n'est retrouvée au niveau de la protéine de transport de la testostérone (SHBG) et du taux d'oestradiol entre les trois groupes.

Dans les marqueurs osseux, le P1NP est plus élevé chez les marcheurs et les sédentaires et le CTX est comparable entre les groupes.

Le taux de leptine est plus élevé chez les sédentaires que chez les marcheurs et les golfeurs, alors qu'il n'y a pas différence entre les 2 groupes de sportifs.

V-4 – Paramètres densitométriques et osseuses mesurés par DXA.

Tableau 5a : La DMO, le CMO et la surface osseuse ajustés par la testostérone libre et la VitD au niveau du col fémoral, des vertèbres lombaires, du corps entiers, des membres supérieurs et du membre inférieur d'appui chez les golfeurs, les marcheurs et les sédentaires.

	Golfeurs (n=15)		Marcheurs (n=15)		Sédentaires (n=13)		
	Moyenne ± SD	[Min - Max]	Moyenne ± SD	[Min - Max]	Moyenne ± SD	[Min - Max]	ANCOVA
Le Col du Fémur							
DMO ($g.cm^{-2}$)	1,017 ± 0,13	[0,814 - 1,233]	1,035 ± 0,085	[0,901- 1,189]	1,009 ± 0,097	[0,853 - 1,156]	NS
Surface osseuse (cm^2)	50,96 ± 4,19	[44,5 - 58,46]	48,78 ± 3,93	[42,72 - 54,82]	45,27 ± 4,67	[37,35 - 53,39]	NS
CMO (g)	50,95 ± 6,77	[38,47 - 59,29]	50,09 ± 8,42	[31,51 - 66,22]	44,8 ± 7,33	[33,4 - 55,74]	NS
Vertèbres Lombaires							
DMO ($g.cm^{-2}$)	1,064 ± 0,120	[0,826 - 1,276]	1,114 ± 0,155	[0,880 - 1,380]	1,033 ± 0,162	[0,800 - 1,309]	NS
Surface osseuse (cm^2)	71,51 ± 6,70	[58,69 - 81,77]	68,12 ± 7,27	[56,39 - 79,2]	65,38 ± 4,56	[59,17 - 75,12]	NS
CMO (g)	79,16 ± 14,92	[57,28 - 105,81]	74,86 ± 13,44	[53,13 - 91,15]	69,18 ± 11,99	[47,99 - 91,27]	NS
Corps entier							
DMO ($g.cm^{-2}$)	1,177 ± 0,102	[1,004 - 1,355]	1,186 ± 0,083	[1,049 - 1,32]	1,182 ± 0,135	[1,006 - 1,408]	NS
Surface osseuse (cm^2)	2212±156	[1963 - 2515]	2211±140	[1909 - 2385]	2096± 142	[1808 - 2266]	NS
CMO (g)	2640±347	[2059 - 3407]	2661 ± 322	[2003 - 3145]	2444 ± 352	[1982 - 2942]	NS
Membre Superieur Dominant							
DMO ($g.cm^{-2}$)	0,833 ± 0,054	[0,747 - 0,927]	0,875 ± 0,032	[0,820 - 0,929]	0,853 ± 0,071	[0,733 - 0,961]	NS
Surface osseuse (cm^2)	246,7± 25,7	[205,6 - 290,0]	248,4± 21,1	[209,3 - 281,2]	234,1 ± 24,8	[186,8 - 280,8]	NS
CMO (g)	198,5 ± 20,2	[153,5 - 219,0]	222,0 ± 19,4	[189,8 - 248,1]	200,6 ± 34,3	[157,4 - 264,3]	NS
Membre Superieur Non Dominant							
DMO ($g.cm^{-2}$)	0,835 ± 0,055	[0,747 - 0,906]	0,872 ± 0,059	[0,733 - 0,965]	0,864 ± 0,075	[0,751 - 0,956]	NS
Surface osseuse (cm^2)	237,6 ± 23,4	[208,3 - 285,7]	228,8 ± 20,6	[187,98 - 259,2]	214,8 ± 14,1	[196,9 - 237,9]	NS
CMO (g)	195,3 ± 26,0	[157,4 - 249,4]	199,9 ± 24,7	[137,77 - 234,7]	190,2 ± 31,4	[147,9 - 251,2]	NS
Membre Inferieur d'Appui							
DMO ($g.cm^{-2}$)	1,347 ± 0,159	[1,104 - 1,704]	1,327 ± 0,104	[1,190 - 1,510]	1,303 ± 0,154	[1,021 - 1,573]	NS
Surface osseuse (cm^2)	367,0± 26,6	[319,9 - 413,4]	386,9 ± 32,9	[314,1 - 433,2]	365,4 ± 26	[307,1 - 394,1]	NS
CMO (g)	496,5 ± 85,0	[389,6 - 723,3]	514,5 ± 68,5	[372,5 - 641,5]	463,3 ± 87,9	[325,2 - 615,0]	NS

a: M vs S, b: G vs M, c: G vs S, NS; non significatif , Golfeurs (G)Marcheurs (M), Sédentaires (S)

Il n'existe aucune différence significative de la DMO, du CMO et de la surface osseuse du corps entier, du col fémoral, des vertèbres lombaires, du membre inférieur d'appui et du membre supérieur dominant et non dominant entre les golfeurs, les marcheurs et les sédentaires.

Tableau 5b : La DMO, le CMO et la surface osseuse ajustés par la testostérone libre et la VitD3 au niveau du radius dominant et non dominant chez les golfeurs, les marcheurs et les sédentaires.

	Golfeurs (n=15)		Marcheurs (n=15)		Sédentaires (n=13)		
	Moyenne ± SD	[Min - Max]	Moyenne ± SD	[Min - Max]	Moyenne ± SD	[Min - Max]	ANCOVA
Radius dominant							
DMO (g.cm^{-2})							
Total	0,622 ± 0,038	[0,553 - 0,684]	0,670 ± 0,027	[0,628 - 0,72]	0,635 ± 0,055	[0,547 - 0,725]	NS
Distal	0,607 ± 0,054	[0,506 - 0,678]	0,665 ± 0,032	[0,619 - 0,731]	0,624 ± 0,057	[0,516 - 0,708]	NS
Ulta-Distal	0,500 ± 0,045	[0,429 - 0,559]	0,532 ± 0,069	[0,410 - 0,643]	0,505 ± 0,066	[0,379 - 0,613]	NS
Surface osseuse							
Total	18,62 ± 1,86	[14,97 - 21,65]	19,26 ± 1,44	[16,92 - 21,56]	18 ± 1,10	[16,38 - 19,84]	NS
Distal	9,66 ± 1,42	[7,63 - 11,92]	8,75 ± 1,15	[7,14 - 10,74]	7,73 ± 1,02	[6,24 - 9,66]	NS
Ulta-Distal	4,92 ± 0,39	[4,19 - 5,61]	4,94 ± 0,37	[4,19 - 5,37]	4,80 ± 0,20	[4,53 - 5,12]	NS
CMO (g)							
Total	11,70 ± 1,03	[10,17 - 14,06]	12,77 ± 1,55	[9,09 - 15,31]	11,60 ± 1,63	[8,96 - 14,39]	NS
Distal	5,81 ± 0,715	[4,99 - 7,39]	5,60 ± 0,83	[3,68 - 6,75]	4,81 ± 0,93	[3,79 - 6,43]	NS
Ulta-Distal	2,48 ± 0,30	[1,95 - 2,95]	2,69 ± 0,41	[1,93 - 3,25]	2,42 ± 0,34	[1,82 - 3,00]	NS
Radius non dominant							
DMO (g.cm^{-2})							
Total	0,630 ± 0,036	[0,571 - 0,693]	0,666 ± 0,029	[0,621 - 0,708]	0,626 ± 0,060	[0,533 - 0,732]	NS
Distal	0,633 ± 0,031	[0,571 - 0,702]	0,665 ± 0,032	[0,605 - 0,724]	0,619 ± 0,062	[0,518 - 0,732]	NS
Ulta-Distal	0,491 ± 0,068	[0,411 - 0,671]	0,516 ± 0,065	[0,425 - 0,614]	0,474 ± 0,067	[0,364 - 0,564]	NS
Surface osseuse (cm^2)							
Total	17,23 ± 1,31	[15,04 - 19,72]	18,5 ± 1,53	[16,12 - 20,95]$^{a*, b*}$	17,18 ± 1,27	[15,51 - 19,74]	p=0,016
Distal	8,62 ± 1,35	[6,62 - 11,04]	7,76 ± 1,22	[5,57 - 10,07]	7,21 ± 1,02	[5,44 - 9,36]	NS
Ulta-Distal	4,91 ± 0,33	[4,42 - 5,41]	4,79 ± 0,33	[4,27 - 5,36]	4,61 ± 0,19	[4,26 - 4,96]	NS
CMO (g)							
Total	10,69 ± 1,09	[8,93 - 12,26]	12,19 ± 1,59	[8,72 - 14,83]$^{a*, b*}$	10,96 ± 1,75	[8,42 - 14,12]	p=0,009
Distal	5,42 ± 0,880	[4,16 - 6,92]	5,02 ± 1,00	[2,98 - 6,59]	4,47 ± 0,96	[3,35 - 6,44]	NS
Ulta-Distal	2,30 ± 0,35	[1,66 - 2,89]	2,47 ± 0,42	[1,7 - 3,18]	2,23 ± 0,36	[1,68 - 2,76]	NS

a: M vs S, b: G vs M, c: G vs S, *p<0,05, ***p<0,001, NS; non significatif, Golfeurs (G) Marcheurs (M), Sédentaires (S)

Au niveau du radius dominant et non dominant, la DMO totale, ultra-distale, distale et proximale est comparable entre les trois groupes. En revanche, le CMO et la surface osseuse proximale sont plus faibles chez les golfeurs que chez les marcheurs et les sédentaires. Le CMO et la surface osseuse totale du radius non dominant sont plus élevés chez les marcheurs que chez les golfeurs et les sédentaires.

V-5 – Paramètres densitométriques et architecturaux mesurés par 3D-pQCT

Tableau 6a : Paramètres densitométriques et architecturaux tomographiques (3D) ajustés par la testostérone libre et la VitD au niveau du radius dominant et non dominant chez les golfeurs, les marcheurs et les sédentaires.

	Golfeurs (n=15)		Marcheurs (n=15)		Sédentaires (n=13)		
	Moyenne ± SD	[Min - Max]	Moyenne ± SD	[Min - Max]	Moyenne ± SD	[Min - Max]	ANCOVA
Radius dominant							
D100 (mg/cm³HA)	374,5 ± 50,8	[267 - 454]	358,7 ± 40,2	[296 - 444]	347,7 ± 51,4	[257 - 427]	NS
Dtrab (mg/cm³HA)	173,6 ± 28,8	[133 - 218]	201,1 ± 33,8	[155 - 265]^{a*}	166,5 ± 20,2	[140 - 207]	p=0,023
Dmeta (mg/cm³HA)	235,5 ±28,1	[184 - 281]	255,5 ± 26	[221 - 301]	231,3± 21,6	[208 - 278]	NS
Dinn (mg/cm³HA)	130,8 ± 30,04	[90 - 174]	160 ± 36,5	[109 - 223]$^{a*, b*}$	122 ± 22,2	[89 - 159]	p=0,020
Dcomp (mg/cm³HA)	896 ±26,2	[831 - 933]	878,4 ± 33,8	[837 - 936]	878,8 ± 46,4	[790 - 967]	NS
BV/TV (%)	0,145 ± 0,024	[0,111 - 0,182]	0,168 ± 0,028	[0,129 - 0,221]^{a*}	0,139 ± 0,017	[0,117 - 0,173]	p=0,030
Tb.N (1/mm)	1,853 ± 0,253	[1,39 - 2,22]	1,945 ± 0,209	[1,63 - 2,4]^{a*}	1,759 ± 0,147	[1,57 - 2,03]	p=0,029
Tb.Th (mm)	0,078 ± 0,006	[0,068 - 0,089]	0,082 ± 0,006	[0,072 - 0,097]	0,078 ± 0,011	[0,059 -0,093]	NS
Tb.Sp (mm)	0,449 ± 0,077	[0,31 - 0,588]	0,432 ± 0,065	[0,334 - 0,547]	0,492 ± 0,041	[0,407 - 0,546]	NS
Tb.1/N.SD (mm)	0,188 ± 0,038	[0,122 - 0,257]	0,179 ± 0,039	[0,123 - 0,266]	0,210 ± 0,025	[0,167 - 0,241]	NS
C.Th (mm)	1,073 ± 0,096	[0,89 - 0,257]	0,987 ± 0,142	[0,77 - 1,2]	1,022 ± 0,192	[0,7 - 1,37]	NS
Radius non dominant							
D100 (mg/cm³HA)	358,5 ± 63,4	[269 - 452]	354,1 ± 35,1	[288 - 426]	346 ± 54,4	[253 - 433]	NS
Dtrab (mg/cm³HA)	170,6 ± 31,5	[125 - 218]	189,5 ± 28,7	[148 - 237]	171,8 ± 24,04	[142 - 219]	NS
Dmeta (mg/cm³HA)	231,8 ± 28,8	[187 - 267]	252,4 ± 24,2	[217 - 288]	233,7 ± 26,2	[208 - 285]	NS
Dinn (mg/cm³HA)	128,3 ± 34,06	[79 - 186]	146 ± 33,4	[90 - 202]	129 ± 24,6	[92 - 173]	NS
Dcomp (mg/cm³HA)	892,7 ± 42,3	[822 - 946]	882,7 ± 35,3	[820 - 924]	872,5 ± 51,3	[786 - 981]	NS
BV/TV (%)	0,177 ± 0,124	[0,104 - 0,61]	0,157 ± 0,036	[0,078 - 0,225]	0,138 ± 0,028	[0,071 - 0,182]	NS
Tb.N (1/mm)	1,899 ± 0,214	[1,4 - 2,18]	1,895 ± 0,268	[1,24 - 2,27]	1,783 ± 0,237	[1,43 - 2,18]	NS
Tb.Th (mm)	0,077 ± 0,010	[0,066 - 0,093]	0,083 ± 0,006	[0,071 - 0,092]	0,079 ± 0,012	[0,062 - 0,101]	NS
Tb.Sp (mm)	0,448 ± 0,078	[0,323 - 0,64]	0,455 ± 0,100	[0,354 - 0,746]	0,510 ± 0,116	[0,379 - 0,819]	NS
Tb.1/N.SD (mm)	0,184 ± 0,035	[0,129 - 0,257]	0,190 ± 0,045	[0,138 - 0,318]	0,226 ± 0,071	[0,146 - 0,404]	NS
C.Th (mm)	0,984 ± 0,207	[0,66 - 1,25]	1,019 ± 0,148	[0,73 - 1,27]	0,982 ± 0,197	[0,65 - 1,27]	NS

a: M vs S, b: G vs M, c: G vs S, *p<0,05, **p<0,01, NS; non significatif, Golfeurs (G) Marcheurs (M), Sédentaires (S)

Au niveau radius dominant, on remarque que les marcheurs présentent une Dtrab, un BV/TV et un Tb.N plus élevés que les sédentaires et présentent une Dinn plus élevée que les golfeurs et les sédentaires.

Au niveau du radius non dominant, il n'existe aucune différence significative entre les trois groupes.

Tableau 6b : les paramètres densitométriques et architecturaux mesurés par 3D-pQCT et ajustés par la testostérone libre et la VitD au niveau du tibia d'appui chez les golfeurs, les marcheurs et les sédentaires.

	Golfeurs(n=15)		Marcheurs (n=15)		Sédentaires (n=13)		
	Moyenne ± SD	[Min - Max]	Moyenne ± SD	[Min - Max]	Moyenne ± SD	[Min - Max]	ANCOVA
tibia d'appui							
D100 (mg/cm^{3}HA)	280,2 ± 42,8	[213 - 351]	315,5 ± 25,5	[274 - 360]	300,09 ± 42,6	[223 - 372]	NS
Dtrab(mg/cm^{3}HA)	167,9 ± 30,9	[107 - 213]	202,2 ± 25,8	[168 - 247]	175,5 ± 28,3	[125 - 216]	NS
Dmeta (mg/cm^{3}HA)	234,2 ± 32,4	[163 - 75]	265,7 ± 26,04	[225 - 311]	241,8 ± 37	[163 - 282]	NS
Dinn (mg/cm^{3}HA)	123,4 ± 33,4	[64 - 173]	157,3 ± 28,3	[117 - 204]^{a**}	120,4 ± 35,3	[51 - 177]	p=0,040
Dcomp (mg/cm^{3}HA)	845,4 ± 32,6	[794 - 896]	833,6 ± 34,3	[783 - 884]	831,5 ± 38,4	[771 - 886]	NS
BV/TV (%)	0,140 ± 0,026	[0,089 - 0,178]	0,169 ± 0,021	[0,14 - 0,206]	0,146± 0,024	[0,104 - 0,18]	NS
Tb.N (1/mm)	1,820± 0,349	[1,31 - 2,39]	1,878 ± 0,396	[1,25 - 2,52]	1,633 ± 0,244	[1,29 - 2,02]	NS
Tb.Th (mm)	0,081 ± 0,014	[0,062 - 0,103]	0,087 ± 0,011	[0,07 - 0,106]	0,090 ± 0,012	[0,062 - 0,111]	NS
Tb.Sp (mm)	0,498 ± 0,108	[0,32 - 0,661]	0,449 ± 0,91	[0,319 - 0,608]	0,538 ± 0,095	[0,405 - 0,715]	NS
Tb.1/N.SD (mm)	0,228 ± 0,068	[0,136 - 0,356]	0,208 ± 0,061	[0,123 - 0,328]^{a*}	0,266 ± 0,071	[0,185 - 0,402]	p=0,028
C.Th (mm)	1,152 ± 0,274	[0,75 - 1,64]	1,297 ± 0,177	[1,05 - 1,54]	1,289 ± 0,199	[1,04 - 1,64]	NS

a: M vs S, b: G vs M, c: G vs S, *p<0,05, NS; non significatif , Golfeurs (G)Marcheurs (M), Sédentaires (S)

Au niveau du tibia d'appui, les marcheurs présentent une Dinn plus élevée et un réseau trabéculaire plus homogène que chez les sédentaires

L'activité professionnelle chez les marcheurs était plus élevée que chez les sédentaires et tendant à être plus élevée que chez les golfeurs (la plupart des marcheurs exerçaient un travail manuel au court de leur vie professionnelle contrairement aux sédentaires et aux golfeurs), il nous a paru nécessaire de corriger les paramètres osseux par l'activité professionnelle en plus des corrections faites par les autres variables. Nous avons trouvé ainsi, que seules les différences significatives des paramètres densitométriques 2D au niveau du radius non dominant persistent, alors que toutes les autres variations significatives des paramètres osseux 2D et 3D trouvées disparaissent.

L'activité physique totale des marcheurs étant plus élevée que chez les sédentaires et les golfeurs, il nous a paru aussi nécessaire de corriger les paramètres osseux corrigés par les paramètres biochimiques par l'activité physique. Nous avons trouvé ainsi que les variations significatives de l'ensemble des paramètres osseux 2D et 3D trouvées antérieurement disparaissent.

VI) Discussion

Il a été montré que l'activité physique est un déterminant majeur de stimulation de la formation osseuse [Pocock NA et coll, 1986 ; Borer KT 2005][220][221], permettant de limiter la perte osseuse physiologique liée à l'âge et ainsi réduire le taux de survenue des fractures [Lord SR et coll, 1996][222]. Dans cette perspective, l'objectif de notre étude a été de voir les effets potentiels du golf, sport adapté aux personnes âgées, sur la densité du tissu osseux et son architecture à proximité ou au niveau des sites périphériques les plus fréquemment touchés par la survenue de fractures ostéoporotiques (le poignet et la hanche) en comparant des golfeurs à des marcheurs et des sédentaires de même âge.

Notre population reste homogène en terme d'âge et de paramètres anthropométriques. Les trois groupes ne présentent aucune différence significative de la ration journalière en calcium, qui est considérée comme insuffisante par rapport aux apports recommandés pour les hommes âgés de plus de 60 (1500mg/j) [National Research Council, 1989][223], mais reste comparable à l'apport retrouvé chez les personnes âgées dans plusieurs études [Yoshimura N et Oka H, 2006; Nguyen TV et coll, 2000][224][225]. La dépense énergétique liée à la pratique sportive, physique et professionnelle, est identique entre les groupes et ne permet pas de les discriminer bien qu'elle soit corrélée à l'activité physique globale [Henry JM et coll, 1996][226]. Cela pourrait être expliqué par une variabilité inter-individuelle très importante dans chaque groupe du fait du nombre réduit des populations recrutées. Ce nombre a été choisi arbitrairement en l'absence de données de référence pour cette nouvelle technique d'évaluation de la microarchitecture haute résolution qui ne nous permet pas d'anticiper les différences attendues entre les groupes pour calculer le nombre nécessaire à recruter. L'activité sportive actuelle est plus importante chez les marcheurs et les golfeurs que chez les contrôles. Cela est conforme avec le critère principal de sélection de nos populations.

Les paramètres biochimiques révèlent des différences significatives entre les groupes : le niveau de Vitamine D est plus important chez les golfeurs et les marcheurs que chez les sédentaires. Ce taux témoignerait d'un bénéfice indirect de l'activité physique puisque nous savons que la vitamine D est produite au niveau de la peau par les rayons solaires. Le fait de pratiquer du sport en plein air pourrait induire une production accrue de vitamine D, le niveau d'activité physique relativement faible chez des sédentaires étant responsable d'un taux plus bas de vitamine D. Toutefois, ces variations restent d'amplitude faible puisque la PTH ne varie pas. Nous avons trouvé que la concentration de leptine (hormone produite par les adipocytes qui régule la masse pondérale en exerçant un rétro-contrôle négatif sur la prise alimentaire) est plus élevée chez les sédentaires que chez les marcheurs et les golfeurs. Cela pourrait être du à l'activité sportive actuelle, plus élevée dans les groupes de sportifs, et /ou à la masse grasse qui tend à être plus élevée chez les sédentaires. Cela confirme les données de la littérature qui montrent que le taux de leptine est plus faible chez les sujets entraînés (coureurs de longue distance) que chez les sédentaires et que ce taux est corrélé à la masse grasse [Hickey MS et coll, 1996][227]. En fin, le niveau de testostérone libre chez les marcheurs est plus élevé que chez les golfeurs. Ce niveau de testostérone est corrélé dans nos populations avec la Dinn (r=0.38, p<0.05). Cela confirme les résultats des études montrent que la testostérone est un déterminant de la densité osseuse [Vandershueren D, Bouillon R 1995, Anderson, FH et coll 1996][228][229].

Pour ce qui est des mesures densitométriques 2D, nous constatons qu'il n'y a pas de différence significative de la DMO à tous les sites mesurés entre les golfeurs, les marcheurs et les sédentaires. Ces résultats apparaissent contradictoires avec divers résultats de la littérature : dans une étude longitudinale de 12 mois, la pratique du golf chez des femmes préménopausées entraîne une augmentation de la DMO au niveau des vertèbres lombaires et du fémur proximal [Goto S et coll, 2001][206]; il en est de même, chez des femmes préménopausées pratiquant la marche, une DMO plus élevée était retrouvée au niveau des vertèbres lombaires et du col fémoral [Alekel L et coll, 1996][207]; enfin chez des femmes postménopausées qui pratiquent une activité physique modérée (la marche, l'aérobic…) plus de 90 minutes par semaine, la densité calcique des vertèbres lombaires, du corps entier et du trochanter est plus élevée que chez les sédentaires [Hagberg JM et coll, 2001][230]. Cependant, nos résultats confirment ceux obtenus par Palombaro dans une méta-analyse portant sur des hommes et des femmes de plus de cinquante ans pratiquant la marche, dans laquelle il montre que ce sport n'a pas d'effet positif sur la DMO du col fémoral et du calcanéum, et ainsi ne peut limiter la perte osseuse liée à l'âge [Palombaro KM 2005][231]. De la même façon, dans une étude transversale, Dorado et coll montrent chez des hommes golfeurs professionnels de 29±1 ans, une densité et une masse osseuse au niveau du corps entiers, des vertèbres lombaires et du col fémoral comparables à celles des sédentaires [Dorado C et coll, 2002][232]. Ces différences entre les études pourrait être dues à des différences méthodologiques: différence d'âge, importance de la population, durée de l'exposition à la pratique sportive ainsi que son intensité...

Nos résultats montre un CMO et une surface osseuse plus élevée au niveau du radius total non dominant chez les marcheurs que dans les autres groupes. Cela pourrait être le témoin d'un niveau d'activité physique total plus élevé chez les marcheurs que chez les sédentaires et les golfeurs.

Pour ce qui est des mesures 3D au niveau du membre inférieur d'appui, la Dinn, se révèle être plus élevée et le réseau trabéculaire plus homogène chez les marcheurs que chez les sédentaires. En outre au niveau radius dominant, la Dinn, la Dtrab, le BV/TV et le TB.N sont plus élevés que chez les sédentaires. Ces différences sont certainement dues à des effets actuels et antérieurs. En effet, la plupart des marcheurs durant leur vie ont sollicité de façon importante leurs membres par des pratiques d'activités sportives et professionnelles manuelles : plusieurs marcheurs ont pratiqué ou moins un sport qui sollicite les membres inférieurs et supérieurs, , le volley-ball, le basket-ball, le tennis... ; en outre ils ont plutôt travaillé dans le bâtiment (travaux publics), dans la mécanique (technicien) ou dans la plomberie, alors que la plupart des golfeurs et les sédentaires avaient des activités professionnelles qui nécessitent un effort physique modéré ou faible comme des fonctions de cadre, d'enseignant ou de dessinateur.... D'ailleurs, après correction des paramètres osseux par l'activité professionnelle, plus élevée chez les marcheurs, nous trouvons que seules les différences significatives des paramètres densitométriques 2D au niveau du radius non dominant persistent, alors que les variations significatives des paramètres densitométriques 3D et architecturaux disparaissent. En outre, après correction des paramètres osseux par l'activité physique totale, plus élevé chez les marcheurs que chez les golfeurs et les sédentaires, nous constatons que toutes les variations significatives trouvées en 2D et 3D disparaissent de tous les sites. Ces résultats permettent de conforter l'hypothèse que l'historique professionnel et de l'activité sportive ont un effet non négligeable sur l'aptitude physique des individus ce qui pourrait renforcer la solidité et la qualité osseuse, retardant ainsi la survenue de l'ostéoporose et diminuant le risque de fractures.

En outre, les résultats des paramètres osseux 2D et 3D obtenus chez les golfeurs par rapport aux marcheurs et aux sédentaires ne confirment pas notre hypothèse de travail. Pour pouvoir infirmer ou confirmer l'hypothèse selon laquelle le golf est une activité ostéogénique, il serait intéressant de suivre nos 3 groupes de volontaires dans le temps (au moins 2 ans) en augmentant le nombre des individus dans chaque population.

VI- Conclusion

Le golf, sport adapté aux personnes âgées, ne semble pas avoir d'effets bénéfiques sur la densité et l'architecture des sites osseux périphériques les plus fréquemment touchés par la survenue de fractures ostéoporotiques, le poignet et la hanche. Nous pouvons même nous poser la question de l'intérêt du sport après 60 ans sur le tissu osseux.

CONCLUSION GENERALE

La première étude, relative à l'effet de la pratique du football sur la masse osseuse chez des garçons pré-pubères, nous a permis de monter que ce sport particulièrement ostéogénique chez l'adulte, n'entraîne pas chez des garçons pré-pubères, qui depuis au moins 3 ans et s'entraînant 2 à 4 heures par semaine, une augmentation de la masse osseuse par rapport à une population témoin. Cependant, nous avons trouvé que les durées d'entraînement retenues (2 et 4 heures) pourraient ne pas être comparables, avec un gain de masse osseuse plus marquée dans le groupe à durée d'entraînement la plus élevée essentiellement après la période de repos estival. Comme chez l'adulte ce gain pourrait se conserver après un période de repos.

Les résultats de notre deuxième étude portent sur une autre population de garçons pré-pubères pratiquant du football depuis au moins 3 ans et s'entraînant 2 à 5 heures par semaine. Nous confirmons les résultats de la première étude, à savoir que le football n'entraîne pas d'augmentation de la masse osseuse quelque soit le site osseux chez des garçons pré-pubères. Toutefois, à l'approche de la puberté, un an de pratique entraîne une augmentation du CMO au niveau des os porteurs chez les footballeurs par rapport aux contrôles.

A l'entrée dans la puberté, le football entraîne une augmentation de masse osseuse et du gain annuel de masse osseuse plus importante au niveau des os porteurs chez des garçons footballeurs que chez les contrôles. Ce gain annuel de CMO est également plus important au niveau des territoires porteurs et non porteurs chez les footballeurs pubères que pré-pubères. Cela souligne l'importance de l'association de l'imprégnation sexuelle et de l'exercice physique pour une meilleure réponse osseuse essentiellement au niveau des sites les plus sollicités. Cependant, il est important de noter que l'augmentation dans le temps du CMO des territoires porteurs pourrait se faire au moins en partie, au dépend du CMO de la tête dont le rôle au cours des entraînements reste faible chez les jeunes.

Finalement, nous pouvons dire que, comme d'autres sports dit ostéogéniques, la pratique du football chez les jeunes, par l'augmentation du capital osseux à l'adolescence, pourrait prévenir l'ostéoporose ou retarder la survenue des fractures ostéoporotiques plus tard dans la vie.

Ce type de sport (le football) n'est pas adapté à tous les âges et à toute personne. Dans notre troisième étude, nous avons donc choisi d'étudier l'effet de la pratique du golf, sport adapté aux personnes âgées, sur le tissu osseux de sujets masculins de plus de 60 ans, âge auquel l'ostéoporose et les fractures ostéoporotiques peuvent apparaître.

Nous avons analysé non seulement la DMO trabéculaire et corticale mais aussi la microarchitecture trabéculaire de tibias et radius distaux grâce à un nouvel appareil tomographique haute résolution : le Xtreme CT.

Dans notre étude, le golf n'a pas d'effet bénéfique sur la densité et l'architecture osseuse par rapport à la marche quelque soit le site mesuré. En revanche, après au moins 2 ans de pratique, la marche entraîne une augmentation de la densité calcique trabéculaire des sites osseux périphériques chez le sujet âgé. Ceci pourrait s'expliquer par le fait que les profils d'activité professionnelle et sportive antérieures (exercé durant toute la vie) sont différents dans chacun des groupes, masquant ainsi les effets propres du golf.

Pour dégager les effets propres d'une activité physique, surtout chez le sujet âgé, même au niveau des paramètres architecturaux habituellement non évalués, il parait nécessaire d'effectuer un suivi longitudinal de manière à établir une cinétique des modifications osseuses. Ce suivi est nécessaire non seulement pour analyser les effets du vieillissement au niveau cortical et trabéculaire mais aussi pour déterminer à quel niveau l'activité physique peut constituer un outil de prévention.

En résumé, l'exercice physique à impact augmente la masse osseuse à l'approche de la puberté, cette augmentation est d'autant plus marquée que l'imprégnation par les hormones sexuelles de la puberté se met en place.

Chez la personne âgée, l'exercice physique à faible impact ne semble pas avoir d'effets bénéfiques sur la densité et l'architecture osseuses mais pourrait limiter le risque de fracture par chute, par l'amélioration du tonus musculaire et de la posture.

REFERENCES BIBLIOGRAPHIQUES

[1] **Frost H.** (1997) On our age-related bone loss: insights from a new paradigm. J Bone Miner Res; 12:1539-46.

[2] **Duppe H, Gardsell p, Johnell O**. (1996) Ornstein E. Bone mineral density and female junior, senior and former football players; Osteoporos Int; 6: 437-41.

[3] **Lord SR, Ward JA, Williams P, Zivanovic E**. (1996) The effects of a community exercise program on fracture risk factors in older women. Osteoporos Int; 6:361-7.

[4] **Hofbauer LC, Khosla S, Dunstan CR, Lacey DL, Boyle WJ, Riggs BL**. (2000) The roles of osteoprotegerin and osteoprotegerin ligand in the paracrine regulation of boneresorption. J Bone Miner Res; 15:2-12.

[5] **Rodan GA, and Rodan SB**. (1992) The osteoblastic phenotype. In: Calcium regulating hormones and bone metabolism. Elsevier science publishers BV; 183-192

[6] **Owen TA, Aronow M, Shalhoub V, Barone LM, Wilming L, Tassinari MS, Kennedy MB et al.** (1990) Progressive development of the rat osteoblast phenotype in vitro: reciprocal relationships in expression of genes associated with osteoblast proliferation and differentiation during formation of the bone extracellular matrix. J Cell Physiol.; 143: 420-30.

[7] **Cowin SC, Moss-Salentijn L, Moss ML**. (1991) Candidates for the mechanosensory system in bone. J Biomech Eng; 113:191-7.

[8] **El Haj AJ, Minter SL, Rawlinson SC, Suswillo R, Lanyon LE**. (1990) Cellular responses to mechanical loading in vitro. J Bone Miner Res; 5:923-32.

[9] **Mullender MG, Huiskes R**. (1995) Proposal for the regulatory mechanism of Wolff's law. J Orthop Res; 13:503-12.

[10] **Ehrlich PJ, Lanyon LE.** (2002) Mechanical strain and bone cell function : a review. Osteoporos Int; 13:688-700.

[11] **Dobnig H, Turner RT.** (1995) Evidence that intermittent treatment with parathyroid hormone increases bone formation in adult rats by activation of bone lining cells. Endocrinology; 136:3632-8.

[12] **Parfitt AM.** (1984) Age-related structural changes in trabecular and cortical bone: cellular mechanisms and biomechanical consequences. Calcif Tissue Int; 36:123-8.

[13] **Frost HM** (1963) Bone remodeling dynamics. Springfield, II: Chalres C, Thomas ED; 366-368.

[14] **Han ZH, Palnitkar S, Rao DS, Nelson D, Parfitt AM.** (1997) Effects of ethnicity and age or menopause on the remodeling and turnover of iliac bone : Implications for mechanisms of bone loss. J Bone Miner Res; 12:498–508.

[15] **Martin RB.** (1981) Porosity and specific surface of bone. CRC Crit Rev Biomed Eng; 10:179–222.

[16] **Martin RB, Burr DB.** (1989) Structure, Function and Adaptation of Compact Bone. New York : Raven ; 460-67.

[17] **Mori S, Burr DB.** (1993) Increased intracortical remodeling following fatigue damage. Bone; 14:103–9.

[18] **Parfitt AM.** (1996) Skeletal heterogeneity and the purposes of bone remodelling : Implications for the understanding of osteoporosis. Ed Marcus R, Feldman D, Kelsey J; Osteoporosis San Diego, CA. Academic : 315–29.

[19] **Parfitt AM, Mundy GR, Roodman GD, Hughes DE, Boyce BF.** (1996) A new model of the regulation of bone resorption, with particular reference to the effects of bisphosphonates. J Bone Miner Res; 11:150–9.

[20] Manen D, Palmer G, Bonjour JP, Rizzoli R. (2000)Positive and negative control of the expression of parathyroid hormone (PTH)/PTH-related protein receptor via proximal promoter P3 in human osteoblast-like cells. J Clin Endocrinol Metab; 85:3376-82.

[21] Itonaga I, Sabokbar A, Neale SD, Athanasou NA. (1999) 1,25-Dihydroxyvitamin D(3) and prostaglandin E(2) act directly on circulating human osteoclast precursors. Biochem Biophys Res Commun; 264:590-5.

[22] Yasuda H, Shima N, Nakagawa N, Yamaguchi K, Kinosaki M, Mochizuki S, Tomoyasu A et al. (1998) Osteoclast differentiation factor is a ligand for osteoprotegerin/osteoclastogenesis-inhibitory factor and is identical to TRANCE/ RANKL. Proc Natl Acad Sci U S A; 95:3597-602.

[23] Mizuno A, Amizuka N, Irie K, Murakami A, Fujise N, Kanno T, Sato Y, Nakagawa N et al. (1998) Severe osteoporosis in mice lacking osteoclastogenesis inhibitory factor/osteoprotegerin. Biochem Biophys Res Commun; 247:610-5.

[24] Simonet WS, Lacey DL, Dunstan CR, Kelley M, Chang MS, Luthy R, Nguyen HQ, Wooden S, et al.(1997) Osteoprotegerin : a novel secreted protein involved in the regulation of bone density. Cell; 89:309-19.

[25] Bateman TA, Dunstan CR, Ferguson VL, Lacey DL, Ayers RA, Simske SJ. (2000) Osteoprotegerin mitigates tail suspension-induced osteopenia. Bone; 26:443-9.

[26] Beck LS, Ammann AJ, Aufdemorte TB, Deguzman L, Xu Y, Lee WP, McFatridge LA, Chen TL.(1991) In vivo induction of bone by recombinant human transforming growth factor beta 1. J Bone Miner Res; 6:961-8.

[27] Strong DD, Beachler AL, Wergedal JE, Linkhart TA. (1991) Insulinlike growth factor II and transforming growth factor beta regulate collagen expression in human osteoblastlike cells in vitro. J Bone Miner Res; 6:15-23.

[28] Centrella M, Casinghino S, Kim J, Pham T, Rosen V, Wozney J, McCarthy TL. (1995) Independent changes in type I and type II receptors for transforming growth factor beta induced by

bone morphogenetic protein 2 parallel expression of the osteoblast phenotype. Mol Cell Biol; 15:3273-81.

[29] **De Vernejoul MC, Marie PJ**. (1996) Facteurs systémiques et locaux du remodelage osseux. Maladies métaboliques osseuses de l'adulte. Ed Flammarion Science : 53-61.

[30] **Urena P, de Vernejoul MC**. (1999) Circulating biochemical markers of bone remodeling in uremic patients. Kidney Internat; 55: 2141- 56.

[31] **Garnero P et Delmas PD**. (1993) Assessment of the serum levels of bone alkaline phosphatase with a new immunoradiometric assay in patients with metabolic bone disease. J Clin Endocrinol Metab; 77 : 1046-53.

[32] **Christenson RH**. (1997) Biochemical markers of bone metabolism : an overview. Clin Biochem; 8 : 573-93.

[33] **Garnero P, Vergnaud P, Delmas PD**. (1997) Amino terminal propeptide of type I collagen (PINP) is a more sensitive marker of bone turnover than C-terminal propeptide in osteoporosis. J Bone Miner Res 12 Suppl 1: S497.

[34] **Garnero P, Bianchi F, Carlier MC, Genty V, Jacob N, Kamel S, Kindermans C et al**. (2000) Les marqueurs biologiques du remodelage osseux: variations pré-analytiques et recommandations pour leur utilisation. Ann Biol Clin; 58, 6: 683- 704.

[35] **Harada S, Rodan GA**. (2003) Control of osteoblast function and regulation of bone mass. Nature; 423:349–55.

[36] **Francois S, Benmalek A, Guaydier-Souquieres G, Sabatier JP, Marcelli C**.(1999) Heritability of bone mineral density. Rev Rhum Engl Ed; 66:146-51.

[37] **Ralston SH**. (2002) Genetic control of susceptibility to osteoporosis. J Clin Endocrinol Metab; 87:2460-6.

[38] **Volatier JL, Verger P**. (1999) Recent national French food and nutrient intake data. Br J Nutr; 81:57-9.

[39] Johnston CC Jr, Miller JZ, Slemenda CW, Reister TK, Hui S, Christian JC, Peacock M. (1992) Calcium supplementation and increases in bone mineral density in children. N Engl J Med; 327:82-7.

[40] Valimaki MJ, Karkkainen M, Lamberg-Allardt C, Laitinen K, Alhava E, Heikkinen J et al. (1994) Exercise, smoking, and calcium intake during adolescence and early adulthood as determinants of peak bone mass. Cardiovascular Risk in Young Finns Study Group. BMJ; 309:230-5.

[41] Bonjour JP, Carrie AL, Ferrari S, Clavien H, Slosman D, Theintz G, Rizzoli R. (1997) Calcium-enriched foods and bone mass growth in prepubertal girls : a randomized, double-blind, placebo-controlled trial. J Clin Invest; 99:1287-94.

[42] Bonjour JP, Ammann P, Chevalley T, Rizzoli R. (2001) Protein intake and bone growth. Can J Appl Physiol; 26:153-66.

[43] Bilezikian JP, Morishima A, Bell J, Grumbach MM. (1998) Increased bone mass as a result of estrogen therapy in a man with aromatase deficiency. N Engl J Med; 339:599-603.

[44] Warren SM, Steinbrech DS, Mehrara BJ, Saadeh PB, Greenwald JA, Spector JA, Bouletreau PJ, Longaker MT. (2001) Hypoxia regulates osteoblast gene expression. J Surg Res; 99:147-55.

[45] Cameron JR, Sorensen JA. 1963 Measurement of bone mineral in vivo; an improved method. Science; 142:230-2.

[46] Judy PF. (1971) A dichromatic attenuation technique for the in vivo determination of bone mineral content. Thèse de doctorat; Univ. de Wisconsin, Madison 100-103.

[47] Palle S, Vico L, Bourrin S, Alexandre C. (1992) Bone tissue response to four-month antiorthostatic bedrest : a bone histomorphometric study. Calcif.Tissue Int; 51:189-94.

[48] **Hans D, Schott AM, Meunier PJ.** (1993) Ultrasonic assessment of bone: a review. Eur J Med; 2:157-63.

[49] **Lin JC, Amling M, Newitt DC, Selby K, Srivastav SK, Delling G, Genant HK, Majumdar S.** (1998) Heterogeneity of trabecular bone structure in the calcaneus using magnetic resonance imaging. Osteoporos Int; 8:16-24.

[50] **Ott SM, Kilcoyne RF, Chesnut CH.** (1986) Longitudinal changes in bone mass after one year as measured by different techniques in patients with osteoporosis. Calcif Tissue Int; 39:133-8.

[51] **Laib A, Hildebrand T, Häuselmann HJ, Rüegsegger P.** (1997) Ridge number density : A new parameter for in vivo bone structure analysis. Bone; 21:541-6.

[52] **Kujoori MA, Hillman BJ, Barrett H.** (1980) High resolution computed tomography of the normal rat nephrogram. Invest Radiol; 15:148–54.

[53] **Bowen DK, Elliott JS, Stock SR, Dover SD.** (1986) X-ray microtomography with synchrotron radiation. Proc SPIE; 691:94–8.

[54] **Feldkamp LA, Andersen K, Parfitt AM, Jesion G, Kleerekoper M.** (1994) The direct examination of three-dimensional bone architecture in vitro by computed tomography. J Bone Miner Res; 4:335-42.

[55] **Herman GT.** (1980) Image reconstruction from projection. The Fundamentals of Computerized Tomography; Academic Press, New York : 40–54.

[56] **Feldkamp LA, Davis LC, Kress JW.** (1984) Practical cone-beam algorithm. J Opt Soc Am; 1:612–9.

[57] **Bonse U, Busch F, Günnewig O, Beckmann F, Pahl R, Delling G., Hahn M, Graeff W.** (1994) 3D computed X-ray tomography of human cancellous bone at 8 µm spatial and 10-4 energy resolution. Bone Miner; 25:25-38.

[58] **Roux W.** (1895) Gesammelte Abhandlungen. Vol 1. Leipzig : Engelmann .

[59] **Wolff J**. (1892) Das Gesetz der Transformation der Knochen. Berlin : Hirschwald; 90.

[60] **Pauwels F**. (1980) Biomechanics of the locomotor apparatus. Berlin : Springer-Verlag ; 60-67.

[61] **Thompson D**. (1961) (originally published in 1917) On growth and form. Ed Abridged. Bonner JT editors; Cambridge.161-70

[62] **Frost HM**. (1964) The Laws of Bone Structure. Springfield IL : Charles C. Thomas 40-41.

[63] **Qin YX, McLeod KJ, Guilak F et al**. (1996) Correlation of bony ingrowth to the distribution of stress and strain parameters surrounding a porous-coated implant. J Orthop Res; 14:862–70.

[64] **Lanyon LE, Rubin CT**. (1984) Static vs dynamic loads as an influence on bone remodelling. J Biomechanics; 17:897–905.

[65] **Liskova M, Hert J**. (1971) Reaction of bone to mechanical stimuli. Part 2. Periosteal and endosteal reaction to tibial diaphysis in rabbit to intermittent loading. Folia Morphologica; 19:301–17.

[66] **Duncan RL, Turner CH**. (1995) Mechanotransduction and the functional response of bone to mechanical strain. Calcif Tissue Int; 57:344-58.

[67] **Chakkalakal DA**. (1989) Mechanoelectric tranduction in bone. J Mater Res; 4:1034–6.

[68] **Turner CH, Pavalko FM**. 1998 Mechanotransduction and functional response of the skeleton to physical stress: the mechanisms and mechanics of bone adaptation. J Orthop Sci. 3 :346-55.

[69] **Somjen D, Binderman I, Berger E et al**. (1980) Bone remodeling induced by physical stress is prostaglandin E2 mediated. Biochim Biophys Acta; 627:91–100.

[70] **Reich KM, Gay CV, Frangos JA**. (1990) Fluid shear stress as a mediator of osteoblast cyclic adenosine monophosphate production. J Cell Physiol; 143:100–4.

[71] **Korenstein R, Somjen D, Fischler H et al.** (1984) Capacitative pulsed electric stimulation of bone cells. Induction of cyclic-AMP changes and DNA synthesis. Biochim Biophys Acta; 803:302-7.

[72] **Jaworski ZF, Uhthoff HK.** (1986) Reversibility of nontraumatic disuse osteoporosis during its active phase.
Bone; 7:431-9.

[73] **Leblanc AD, Schneider VS, Evans HJ, Engelbretson DA, Krebs JM.** (1990) Bone mineral loss and recovery after 17 weeks of bed rest. J Bone Miner Res; 5:843-50.

[74] **Schneider V, Oganov V, LeBlanc A, Rakmonov A, Taggart L, Bakulin A, Huntoon C, Grigoriev A, Varonin L.** (1995) Bone and body mass changes during space flight. Acta Astronaut; 36:463-6.

[75] **Kim H, Iwasaki K, Miyake T, Shiozawa T, Nozaki S, Yajima K.** (2003) Changes in bone turnover markers during 14-day 6 degrees head-down bed rest. J Bone Miner Metab; 21(5):311-5.

[76] **Vico L, Collet P, Guignandon A, Lafage-Proust MH, Thomas T, Rehaillia M, Alexandre C.** (2000) Effects of long-term microgravity exposure on cancellous and cortical weight-bearing bones of cosmonauts. Lancet; 6:355:1607-11.

[77] **Whedon GD, Leach CS, Rambaut PC.** (1979) Metabolic and endocrine hormone studies in manned space flights. In molecular endocrinology. Ed. Mac Intyre I, Szelke M; Biomedical Press, North Holland, Amsterdam; 229-50.

[78] **Smith SM, Nillen JL, Leblanc A, Lipton A, Demers LM, Lane HW, Leach CS.** (1998) Collagen cross-link excretion during space flight and bed rest. J Clin Endocrinol Metab; 83:3584-91.

[79] **Caillot-Augusseau A, Vico L, Heer M, Voroviev D, Souberbielle JC, Zitterman A, Alexandre C, Lafage-Proust MH.** (2000) Space flight is associated with rapid decreases of undercarboxylated osteocalcin and increases of markers of bone resorption without changes in their circadian variation : observations in two cosmonauts. Clin Chem; 46:1136-43.

[80] **Caillot-Augusseau A, Lafage-Proust MH, Soler C, Pernod J, Dubois F, Alexandre C.** (1998) Bone formation and resorption biological markers in cosmonauts during and after a 180-day space flight (Euromir 95). Clin Chem; 44:578-85.

[81] **Lang TF, Leblanc AD, Evans HJ, Lu Y.** (2006) Adaptation of the proximal femur to skeletal reloading after long-duration spaceflight. J Bone Miner Res; 21:1224-30

[82] **Tilton FE, Degioanni JJ, Schneider VS.** (1980) Long-term follow-up of Skylab bone demineralization. Aviat Space Environ Med; 51:1209-13.

[83] **Krolner B, Toft B.** (1983) Vertebral bone loss: an unheeded side effect of therapeutic bed rest. Clin Sci (Lond); 64:537-40.

[84] **Inoue M, Tanaka H, Moriwake T, Oka M, Sekiguchi C, Seino Y.** (2000) Altered biochemical markers of bone turnover in humans during 120 days of bed rest. Bone; 26:281-6.

[85] **Kim H, Iwasaki K, Miyake T, Shiozawa T, Nozaki S, Yajima K.** (2003) Changes in bone turnover markers during 14-day 6 degrees head-down bed rest. J Bone Miner Metab; 21:311-5

[86] **Leblanc AD, Schneider VS, Evans HJ, Engelbretson DA, Krebs JM.** (1990) Bone mineral loss and recovery after 17 weeks of bed rest. J Bone Miner Res; 5:843-50.

[87] **Uebelhart D, Bernard J, Hartmann DJ, Moro L, Roth M, Uebelhart B, Rehailia M, Mauco G et al.** (2000) Modifications of bone and connective tissue after orthostatic bedrest. Osteoporos Int; 11:59-67.

[88] **van der Wiel HE, Lips P, Nauta J, Netelenbos JC, Hazenberg GJ.** (1991) Biochemical parameters of bone turnover during ten days of bed rest and subsequent mobilization. J Bone Miner Res; 13:123-9.

[89] **Lueken SA, Arnaud SB, Taylor AK, Baylink DJ.** (1993) Changes in markers of bone formation and resorption in a bed rest model of weightlessness. J Bone Miner Res; 8:1433-8.

[90] Uebelhart D, Demiaux-Domenech B, Roth M, Chantraine A. (1995) Bone metabolism in spinal cord injured individuals and in others who have prolonged immobilisation. A review. Paraplegia; 33:669-73.

[91] Baecker N, Tomic A, Mika C, Gotzmann A, Platen P, Gerzer R, Heer M. (2003) Bone resorption is induced on the second day of bed rest: results of a controlled crossover trial. Appl Physiol; 95:977-82

[92] Minaire P, Neunier P, Edouard C, Bernard J, Courpron P, Bourret J. (1974) Quantitative histological data on disuse osteoporosis : comparison with biological data. Calcif Tissue Res; 17:57-73.

[93] Uebelhart D, Demiaux-Domenech B, Roth M, Chantraine A. (1996) Bone metabolism in spinal cord injured individuals and in others who have prolonged immobilisation.. Paraplegia; 33:669-73.

[94] Szollar SM, Martin EM, Sartoris DJ, Parthemore JG, Deftos LJ. (1998) Bone mineral density and indexes of bone metabolism in spinal cord injury. Am J Phys Med Rehabil; 77:28-35.

[95] Roberts D, Lee W, Cuneo RC, Wittmann J, Ward G, Flatman R, McWhinney B, Hickman PE. (1998) Longitudinal study of bone turnover after acute spinal cord injury. J Clin Endocrinol Metab; 83:415-22.

[96] Morey ER, Baylink DJ. (1978) Inhibition of bone formation during space flight. Science; 201:1138-41.

[97] Wronski TJ, Morey ER. (1983) Effect of spaceflight on periosteal bone formation in rats. Am J Physiol; 244:305-9.

[98] Turner RT, Bell NH, Duvall P, Bobyn JD, Spector M, Holton EM, Baylink DJ. (1985) Spaceflight results in formation of defective bone. Proc Soc Exp Biol Med; 180:544-9.

[99] Vico L, Bourrin S, Genty C, Palle S, Alexandre C. (1993) Histomorphometric analyses of cancellous bone from COSMOS 2044 rats. J Appl Physiol; 75:2203-8.

[100] Vico L, Chappard D, Palle S, Bakulin AV, Novikov VE, Alexandre C. (1988) Trabecular bone remodeling after seven days of weightlessness exposure (BIOCOSMOS 1667). Am J Physiol; 255:243-7.

[101] Silbermann M, Bar-Shira-Maymon B, Coleman R, Reznick A, Weisman Y, Steinhagen-Thiessen E, von der Mark H, von der Mark K. (1990) Long-term physical exercise retards trabecular bone loss in lumbar vertebrae of aging female mice. Calcif Tissue Int; 46:80-93.

[102] Burkovskaya TE, Frontasyeva MV, Gundorina SF. (1994) Kinetics of elemental content changes of bone tissue of mice during evolution under hypokinetic stress. Biol Trace Elem Res Fall; 43-45:315-22.

[103] Li XJ, Jee WS. (1991) Adaptation of diaphyseal structure to aging and decreased mechanical loading in the adult rat : a densitometric and histomorphometric study. Anat Rec; 229:291-7.

[104] Li J, Mori S, Mashiba T, Kaji Y, Taki M, Komatsubara S, Kawanishi J, Norimatsu H. (1998) Preadministration of incadronate disodium can prevent bone loss in rat proximal tibial metaphysis when induced by hindlimb immobilization by bandage. Bone; 23:459-63.

[105] Wronski TJ, Morey ER. (1982) Skeletal abnormalities in rats induced by simulated weightlessness. Metab Bone Dis Relat Res; 4:69-75.

[106] Globus RK, Bikle DD, Morey-Holton E. (1986) The temporal response of bone to unloading. Endocrinology; 118:733-42.

[107] Ehara Y, Yamaguchi M. (1996) Histomorphological confirmation of bone loss in the femoral-metaphyseal tissues of rats with skeletal unloading. Res Exp Med (Berl); 196:163-70.

[108] Vico L, Novikov VE, Very JM, Alexandre C. (1991) Bone histomorphometric comparison of rat tibial metaphysis after 7-day tail suspension vs. 7-day spaceflight. Aviat Space Environ Med; 62:26-31.

[109] **Wronski TJ, Smith JM, Jee WS**. (1981) Variations in mineral apposition rate of trabecular bone within the beagle skeleton. Calcif Tissue Int; 33:583-6.

[110] **Jee WS, Wronski TJ, Morey ER, Kimmel DB**. (1983) Effects of spaceflight on trabecular bone in rats. Am J Physiol; 244:310-4.

[111] **Eurell JA, Kazarian LE**. (1983) Quantitative histochemistry of rat lumbar vertebrae following spaceflight. Am J Physiol; 244:315-8.

[112] **Jarvinen TL, Kannus P, Sievanen H, Jozsa L, Heinonen OJ, Vieno T, Jarvinen M**. (2001) Effects of remobilization on rat femur are dose-dependent. Scand J Med Sci Sports;11(5):292-8.

[113] **Kannus P, Jarvinen TL, Sievanen H, Kvist M, Rauhaniemi J, Maunu VM, Hurme T et al**. (1996) Effects of immobilization, three forms of remobilization, and subsequent deconditioning on bone mineral content and density in rat femora. J Bone Miner Res; 11:1339-46.

[114] **Krall EA, Dawson-Huges B**. (1993) Heritable and life-style determinants of bone mineral density. J Bone Miner Res; 8 : 1-9.

[115] **Runyan SM, Stadler DD, Bainbridge CN, Miller SC, Moyer-Mileur LJ**. (2003) Familial resemblance of bone mineralization, calcium intake, and physical activity in early-adolescent daughters, their mothers, and maternal grandmothers. J Am Diet Assoc; 103:1320-5.

[116] **Mosley JR, Lanyon LE**. (2002) Growth rate rather than gender determines the size of the adaptive response of the growing skeleton to mechanical strain. Bone; 30:314-9.

[117] **Steinberg ME, Trueta J**. (1981) Effects of activity on bone growth and development in the rat. Clin Orthop; 156:52-60.

[118] **Mc Donald R, Hegenauer J and Saltman P**. (1986) Age-related differences in the bone mineralization pattern of rats following exercise. J Gerontol; 41:445-452.

[119] **Huang TH, Lin SC, Chang FL, Hsieh SS, Liu SH, Yang RS.** (2003) Effects of different exercise modes on mineralization, structure, and biomechanical properties of growing bone. J Appl Physiol. 95:300-7

[120] **Saville PD, Whyte MP.** (1969) Muscle and bone hypertrophy. Positive effect of running exercise in the rat. Clin Orthop; 65:81-8.

[121] **Iwamoto J, Shimamura C, Takeda T, Abe H, Ichimura S, Sato Y, Toyama Y.** (2004) Effects of treadmill exercise on bone mass, bone metabolism, and calciotropic hormones in young growing rats. J Bone Miner Metab; 22:26-31

[122] **Yeh JK, Aloia JF.** (1990) Effect of physical activity on calciotropic hormones and calcium balance in rats. Am J Physiol; 258:263-8.

[123] **Holy X, Zerath E.** (2000) Bone mass increases in less than 4 wk of voluntary exercising in growing rats. Med Sci Sports Exerc; 32:1562-9.

[124] **Bourrin S, Palle S, Genty C, Alexandre C.** (1995) Physical exercise during remobilization restores a normal bone trabecular network after tail suspension-induced osteopenia in young rats. J Bone Miner Res; 10:820-8.

[125] **Yeh JK, Liu CC, Aloia JF.** (1993) Effects of exercise and immobilization on bone formation and resorption in young rats. Am J Physiol; 264:182-9.

[126] **Kiuchi A, Arai Y, Katsuta S.** (1998) Detraining effects on bone mass in young male rats. Int J Sports Med; 19:245-9.

[127] **Norman TL, Bradley-Popovich G, Clovis N, Cutlip RG, Bryner RW.** (2000) Aerobic exercise as a countermeasure for microgravity-induced bone loss and muscle atrophy in a rat hindlimb suspension model. Aviat Space Environ Med; 71:593-8.

[128] **Bourrin S, Genty C, Palle S, Gharib C, Alexandre C.** (1994) Adverse effects of strenuous exercise : a densitometric and histomorphometric study in the rat. J Appl Physiol; 76:1999-2005.

[129] **Swissa-Sivan A, Simkin A, Leichter I, Nyska A, Nyska M, Statter M, Bivas A, Menczel J, Samueloff S**. (1989) Effect of swimming on bone growth and development in young rats. Bone Miner; 7:91-105.

[130] **Hoshi A, Watanabe H, Chiba M, Inaba Y**. (1998) Bone density and mechanical properties in femoral bone of swim loaded aged mice. Biomed Environ Sci; 11:243-50.

[131] **Bourrin S, Ghaemmaghami F, Vico L, Chappard D, Gharib C, Alexandre C**. (1992) Effect of a five-week swimming program on rat bone : a histomorphometric study. Calcif Tissue Int; 51:137-42.

[132] **Jackson BF, Goodship AE, Eastell R, Price JS**. (2003) Evaluation of serum concentrations of biochemical markers of bone metabolism and insulin-like growth factor I associated with treadmill exercise in young horses. Am J Vet Res; 64:1549-56

[133] **Raab DM, Crenshaw TD, Kimmel DB, Smith EL**. (1991) A histomorphometric study of cortical bone activity during increased weight-bearing exercise. J Bone Miner Res; 6:741-9.

[134] **Moalli MR, Caldwell NJ, Patil PV, Goldstein SA**. (2000) An in vivo model for investigations of mechanical signal transduction in trabecular bone. J Bone Miner Res; 15:1346-53.

[135] **Rubin CT, Lanyon LE**. (1984) Regulation of bone formation by applied dynamic loads. J Bone Joint Surg Am; 66:397-402.

[136] **Smith EL, Gilligan C, McAdam M, Ensign CP, Smith PE**. (1989) Deterring bone loss by exercise intervention in premenopausal and postmenopausal women. Calcif Tissue Int; 44:312-21.

[137] **Lanyon LE**. Control of bone architecture by functional load bearing. (1992) J Bone Miner Res; 7 Suppl 2:S369-75.

[138] **Bloomfield SA**. (2001) Cellular and molecular mechanisms for the bone response to mechanical loading.Int J Sport Nutr Exerc Metab; 11 Suppl:S128-36. Review.

[139] **Heinonen A, Sievanen H, Kannus P, Oja P, Pasanen M, Vuori I.** (2000) High-impact exercise and bones of growing girls: a 9-month controlled trial. Osteoporos Int; 11:1010-7.

[140] **Morris FL, Naughton GA, Gibbs JL, Carlson JS, Wark JD.** (1997) Prospective ten-month exercise intervention in premenarcheal girls: positive effects on bone and lean mass. J Bone Miner Res; 12:1453-62.

[141] **Robyn K, Fuchs RK, Bauer JJ, and Snow CM.** (2001) Jumping improves hip and lumbar spine bone mass in prepubescent children: a randomized controlled trial. J Bone Miner Res; 16:148-54.

[142] **Nickols-Richardson SM, Modlesky CM, O'Connor PJ, Lewis RD.** (2000) Premenarcheal gymnasts possess higher bone mineral density than controls. Med Sci Sports Exerc; 32:63-9.

[143] **Courteix D, Lespessailles E, Jaffré C, Obert, Benhamou CL.** (1999) Bone mineral acquisition and somatic development in highly trained girl gymnasts. Acta Pediatr; 88: 803-8.

[144] **Courteix D, Lespessailles E, Loiseau S,Obert P, German P, Benhamou CL.** (1998) Effect of physical training on bone mineral density in prepubertal girls: a comparative study between impact-loading and non impact-loading sports. Osteoporos Int; 8: 152-58

[145] **Bass SL, Saxon L, Daly RM, Turner CH, Robling AG, Seeman E, Stuckey S.** (2002) The effect of mechanical loading on the size and shape of bone in pre-, peri-, and postpubertal girls: a study in tennis players. J Bone Miner Res; 17:2274-80

[146] **Scerpella TA, Davenport M, Morganti CM, Kanaley JA, Johnson LM.** (2003) Dose related association of impact activity and bone mineral density in pre-pubertal girls.Calcif Tissu Int; 72:24-31.

[147] **Ward KA, Roberts SA, Adams JE, Mughal MZ.** (2005) Bone geometry and density in the skeleton of pre-pubertal gymnasts and school children. Bone; 36:1012-8

[148] **Linden C, Ahlborg H, Gardsell P, Valdimarsson O, Stenevi-Lundgren S, Besjakov J, Karlsson MK.** (2006) Exercise, bone mass and bone size in prepubertal boys: one-year data from the pediatric osteoporosis prevention study. Scand J Med Sci Sports; 15:16

[149] **McKay HA, Petit MA, Schutz RW, Prior JC, Barr SI, Khan KM.** (2000) Augmented trochanteric bone mineral density after modified physical education classes: a randomized school-based exercise intervention study in prepubescent and early pubescent children. J Pediatr; 136:156-62

[150] **Petit MA, McKay HA, MacKelvie KJ, Heinonen A, Khan KM, Beck TJ.** (2002) A randomized school-based jumping intervention confers site and maturity-specific benefits on bone structural properties in girls: a hip structural analysis study. J Bone Miner Res; 17:363-72

[151] **Haapasalo H, Kannus P, Sievanen H, Pasanen M, Uusi-Rasi K, Heinonen A, et al.** (1998) Effect of long-term unilateral activity on bone mineral density of female junior tennis players. J Bone Miner Res; 13:310-9.

[152] **Bass S, Pearce G, Bradney M, Hendrich E, Delmas PD, Harding A, seeman E.** (1998) Exercise before puberty may confer residual benefits in bone density in adulthood: studies in active prepubertal and retired femal gymnast. J Bone Miner Res; 13:500-7.

[153] **Sherman RT, Thompson RA.** (2004) The female athlete triad.J Sch Nurs; 20:197-202

[154] **Greene DA, Naughton GA, Briody JN, Kemp A, Woodhead H, Corrigan L.** (2005) Bone strength index in adolescent girls: does physical activity make a difference? Br J Sports Med; 39:622-7.

[155] **Nurmi-Lawton JA, Baxter-Jones AD, Mirwald RL, Bishop JA, Taylor P, Cooper C, New SA.** (2004) Evidence of sustained skeletal benefits from impact-loading exercise in young females: a 3-year longitudinal study. J Bone Miner Res; 19:314-22

[156] **Conroy BP, Kraemer WJ, Maresh CM, Fleck SJ, Stone MH, Fry AC, Miller PD, Dalsky GP.** (1993) Bone mineral density in elite junior Olympic weightlifters. Med Sci Sports Exerc; 25:1103-9

[157] **Theintz G, Buchs B, Rizzoli R, Slosman D, Clavien H, Sizonenko PC, Bonjour JP.** (1992) Longitudinal monitoring of bone mass accumulation in healthy adolescents: evidence for a marked reduction after 16 years of age at the levels of lumbar spine and femoral neck in female subjects. J Clin Endocrinol Metab; 75:1060-5.

[158] **Haapasalo H, Kontulainen S, Sievänen H, et al.** (2000) Exercised-induced bone gain is due to enlargement in bone size without a change in volumetric bone density: A peripheral quantitative computed tomography study of the upper arm of male tennis players. Bone; 27: 351-7.

[159] **Bailey DA, McKay HA, Mirwald RL, Crocker PR, Faulkner RA.** (1999) A six-year longitudinal study of the relationship of physical activity to bone mineral accrual in growing children: The university of Saskatchewan bone mineral accrual study. J Bone Miner Res; 14: 1672-9.

[160] **Markou KB, Mylonas P, Theodoropoulou A, Kontogiannis A, Leglise M, Vagenakis AG, Georgopoulos NA.** (2004) The influence of intensive physical exercise on bone acquisition in adolescent elite female and male artistic gymnasts. J Clin Endocrinol Metab; 89:4383-7.

[161] **McKay HA, MacLean L, Petit M, MacKelvie-O'Brien K, Janssen P, Beck T, Khan KM.** (2005) "Bounce at the Bell": a novel program of short bouts of exercise improves proximal femur bone mass in early pubertal children. Br J Sports Med; 39(8):521-6

[162] **Vicente-Rodriguez G, Dorado C, Perez-Gomez J, Gonzalez-Henriquez JJ, Calbet JA.** (2004) Enhanced bone mass and physical fitness in young female handball players. Bone; 35(5):1208-15.

[163] **Lehtonen-Veromaa M, Mottonen T, Svedstrom E, Hakola P, Heinonen OJ, Viikari J.** (2000) Physical activity and bone mineral acquisition in peripubertal girls. Scand J Med Sci Sports; 10(4):236-43.

[164] **Dowthwaite JN, DiStefano JG, Ploutz-Snyder RJ, Kanaley JA, Scerpella TA.** (2006) Maturity and activity-related differences in bone mineral density: Tanner I vs. II and gymnasts vs. non-gymnasts. Bone; 39(4):895-900.

[165] **Slemenda CW, Reister TK, Hui SL, Miller JZ, Christian JC, Johnston CC JR.** (1994) Influences on skeletal mineralization in children and adolescents: evidence for varying effects of sexual maturation and physical activity. J pediatr; 125:201-7.

[166] **Loud KJ, Gordon CM, Micheli LJ, Field AE.** (2005) Correlates of stress fractures among preadolescent and adolescent girls. Pediatrics; 115:399-406

[167] **Drinkwater BL.** (1993) Exercise in prevention of osteoporosis. Osteoporosis Int; S1: 169-S71.

[168] **Nordstrom A, Olsson T, Nordstrom P.** (2006) Sustained benefits from previous physical activity on bone mineral density in males. J Clin Endocrinol Metab; 91(7):2600-4.

[169] **Elloumi M, Courteix D, Sellami S, Tabka Z, Lac G.** (2006) Bone mineral content and density of Tunisian male rugby players: differences between forwards and backs. Int J Sports Med; 27(5):351-8.

[170] **Nilsson BE, Westlin NE.** (1971) Bone density in athletes. Clin Orthop; 77:179-82.

[171] **Conroy BP, Kraemer WJ, Maresh CM, Fleck SJ, Stone MH, Fry AC, Miller PD, Dalsky GP.** (1993) Bone mineral density in elite junior Olympic weightlifters. Med Sci Sports Exerc; 25:1103-9.

[172] **Calbet JA, Moysi JS, Dorado C, Rodriguez LP.** (1998) Bone mineral content and density in professional tennis players. Calcif Tissue Int; 62:491-6

[173] **Calbet JA, Diaz Herrera P, Rodriguez LP.** (1999) High bone mineral density in male elite professional volleyball players. Osteoporos Int; 10:468-74.

[174] **Kemmler W, Engelke K, Baumann H, Beeskow C, von Stengel S, Weineck J, Kalender WA.** (2006) Bone status in elite male runners. Eur J Appl Physiol; 96:78-85.

[175] **Kannus P, Haapasalo H, Sievanen H, Oja P, Vuori I.** (1994) The site-specific effects of long-term unilateral activity on bone mineral density and content. Bone; 15:279-84.

[176] **Haapasalo H, Sievanen H, Kannus P, Heinonen A, Oja P, Vuori I.** (1996) Dimensions and estimated mechanical characteristics of the humerus after long-term tennis loading. J Bone Miner Res; 11:864-72.

[177] **Casez JP, Fisher S, Stüssi E, Stalder H, Gerber A, Delmas PD, Colombo JP, Jaeger P.** (1995) Bone mass at lumbar spine and tibia in young males – impact of physical fitness exercise, and anthropometric parameters: a prospective studt in a cohort of military recruits. Bone; 17: 211-19.

[178] **Margulies JY, Simkin A, Leichter I, Bivas A, Steinberg R, Giladi M, Stein M, Kashtan H, Milgrom C.** (1986) Effect of intense physical activity on the bone-mineral content in the lower limbs of young adults. J Bone Joint Surg Am; 68:1090-3.

[179] **Drinkwater BL, Nilson K, Chesnut CH, Bremner WJ, Shainholtz S, Southworth MB.** (1984) Bone mineral content of amenorrheic and eumenorrheic athletes. N Engl J Med; 311:277-81.

[180] **Warren MP, Perlroth NE.** (2001) Hormones and Sport. The effects of intense exercise on the female reproductive system. J Endocrinol; 170:3-11.

[181] **West RV.** (1998) The female athlete. The triad of disordered eating, amenorrhoea and osteoporosis. Sports Med; 26:63-71.

[182] **Karlsson MK, Magnusson H, Karlsson C, Seeman E.** (2001) The duration of exercise as a regulator of bone mass. Bone; 28:128-32.

[183] **Lord SR, Ward JA, Williams P, Zivanovic E.** (1996) The effects of a community exercise program on fracture risk factors in older women. Osteoporos Int; 6:361-7.

[184] **Englund U, Littbrand H, Sondell A, Pettersson U, Bucht G.** (2005) A 1-year combined weight-bearing training program is beneficial for bone mineral density and neuromuscular function in older women. Osteoporos Int;1 6:1117-23.

[185] **Daly RM, Bass S, Nowson C.** (2006) Long-term effects of calcium-vitamin-D(3)-fortified milk on bone geometry and strength in older men. Bone; 39:946-53.

[186] **Kelley GA, Kelley KS, Tran ZV.** (2000) Exercise and bone mineral density in men: a meta-analysis. J Appl Physiol; 88:1730-36.

[187] **Kelley GA, Kelley KS, Tran ZV.** (2002) Exercise and lumbar spine bone mineral density in postmenopausal women: a meta-analysis of individual patient data. J Gerontol A Biol Sci Med Sci ;57:599-604.

[188] **Michel BA, Bloch DA, Fries JF.** (1989) Weight-bearing exercise, overexercise, and lumbar bone density over age 50 years. Arch Intern Med; 149:2325-9.

[189] **Vico L, Bourrin S, Chatard JC, Palle S, Very JM, Lacour JR, Alexandre C.** (1993) Possible nonlinear effects of exercise on bone in male subjects over age 60 years. Anat Rec; 235(2):206-14.

[190] **Bennell KL, Malcolm SA, Khan KM, Thomas SA, Reid SJ, Brukner PD, Ebeling PR, Wark JD.** (1997) Bone mass and bone turnover in power athletes, endurance athletes, and controls : a 12-month longitudinal study. Bone; 20:477-84.

[191] **Maimoun L, Mariano-Goulart D, Couret I, Manetta J, Peruchon E, Micallef JP, Verdier R et al.** (2004) Effects of physical activities that induce moderate external loading on bone metabolism in male athletes. J Sports Sci; 22:875-83.

[192] **Granhed H, Jonson R, Hansson T.** (1987) The loads on the lumbar spine during extreme weight lifting. Spine; 12:146-9.

[193] **Colletti LA, Edwards J, Gordon L, Shary J, Bell NH.** (1989) The effects of muscle-building exercise on bone mineral density of the radius, spine, and hip in young men. Calcif. Tissue Int., 45:12-14.

[194] **Bouchard C, Shepard RJ, Stephens T.** (2004) Physical activity, fitness, and health International proceedings and consensus statement. Champaign (IL): Human Kinetics; 1055.

[195] **Taaffe DR, Marcus R.** (2004) The muscle strength and bone density relationship in young women : dependence on exercise status. J Sports Med Phys Fitness; 44:98-103.

[196] **Rico H, Revilla M, Hernandez ER, Gomez-Castresana F, Villa LF.** (1993) Bone mineral content and body composition in postpubertal cyclist boys. Bone; 14:93-5.

[197] **Stewart AD,** Hannan J. (2000) Total and regional bone density in male runners, cyclists, and controls. Med Sci Sports Exerc; 32:1373-7.

[198] **Taaffe DR, Snow-Harter C, Connolly DA, Robinson TL, Brown MD, Marcus R.** (1995) Differential effects of swimming versus weight-bearing activity on bone mineral status of eumenorrheic athletes. J Bone Miner Res; 10:586-93.

[199] **Calbet JA, Dorado C, Diaz Herrera P, Rodriquez-Rodriquez LP.** (2001) High femoral bone mineral contenent and density in male football (soccer) players. Med Sci Sports Exerci; 33(10) 1682-87.

[200] **Wittich A, Mautalen CA, Oliveri MB, Bagur A, Somoza F, Rotemberg E.** (1998) Professional football (soccer) players have a markedly greater skeletal mineral content, density and size than age –and BMI- matched controls.Calcif Tissu Int; 36:112-17.

[201] **Duppe H , Gardsell p, Johnell O, Ornstein E.** (1996) Bone mineral density and female junior, senior and former football players. Osteo Int; 6: 437-41.

[202] **Karlsson MK, Magnusson H, Karlsson C, Seeman E.** (2001) The duration of exercise as a regulator of bone mass. Bone; 28:128-32.

[203] **Uzunca K, Birtane M, Durmus-Altun G, Ustun F.** (2005) High bone mineral density in loaded skeletal regions of former professional football (soccer) players: what is the effect of time after active career? Br J Sports Med; 39:154-7.

[204] **Hoshino H, Kushida K, Yamazaki K, Takahashi M, Ogihara H, Naitoh K, Toyoyama O et al.** (1996) The effect of physical as a caddi on ultrasound measurements of the os calcis : a cross-sectional comparaison. J Bone Miner Res; 11:412-418.

[205] **Nagata M, Kitagawa J, Miyake T, Nakahara Y.** (2002) Effects of exercise practice on the maintenance of radius bone mineral density in postmenopausal women. J Physiol Anthropol Appl Human Sci; 21:229-34

[206] **Goto S, Ishima M, Shimizu M, Kobayashi Y, Moriya H.** (2001) A longitudinal study for femoral neck bone mineral density increases in premenopausal caddies using dual-energy X-ray absorptiometry. Journal of Bone and Mineral Metabolism; 19:2: 125-130

[207] **Alekel L, Clasey JL, Fehling PC, Weigel RM, Boileau RA, Erdman JW, Stillman R.** (1996) Contributions of exercise, body composition, and age to bone mineral density in premenopausal women. Med Sci Sports Exerc; 28:154.

[208] **Tanaka SM, Alam IM, Turner CH.** (2003) Stochastic resonance in osteogenic response to mechanical loading. FASEB J;17:313-4.

[209] **Verschueren SM, Roelants M, Delecluse C, Swinnen S, Vanderschueren D, Boonen S.** (2004) Effect of 6-month whole body vibration training on hip density, muscle strength, and postural control in postmenopausal women: a randomized controlled pilot study J Bone Miner Res; 19:352-9.

[210] **Nguyen TV, Center JR, Eisman JA.** (2000) Osteoporosis in elderly men and women: effects of dietary calcium, physical activity, and body mass index. J Bone Miner Res; 15:322-331.

[211] **Creighton DL, Morgan AL, Boardley D et al.** (2001) Weight-bearing exercise and markers of bone turnover in female athletes. J Appl Physiol; 90:565-570.

[212] **Karlsson MK, Johnell O, Obrant KJ.** (1993) Bone mineral density in weight lifters. Calcif Tissue Int; 52:212-215.

[213] **Hoshino H, kushida K, Yamazaki K et al.** (1996) The effect of physical as a caddi on ultrasound measurements of the os calcis : a cross-sectional comparaison. J Bone Miner Res; 11:412-418.

[214] Kontulainen S, Sievanen H, Kannus P, Pasanen M, Vuori I. (2003) Effect of long-term impact-loading on mass, size, and estimated strength of humerus and radius of female racquet-sports players: a peripheral quantitative computed tomography study between young and old starters and controls. J Bone Miner Res; 18(2):352-9.

[215] Ducher G, Prouteau S, Courteix D, Benhamou CL. (2004) Cortical and trabecular bone at the forearm show different adaptation patterns in response to tennis playing. J Clin Densitom; 7:399-405.

[216] Ducher G, Tournaire N, Meddahi-Pelle A, Benhamou CL, Courteix D. (2006) Short-term and long-term site-specific effects of tennis playing on trabecular and cortical bone at the distal radius. J Bone Miner Metab; 24:484-90.

[217] Fardellone P, Sebert JL, Bouraya M, Bonidan O, Leclercq G, Doutrellot C, Bellony R, Dubreuil A. (1991) Evaluation de la teneur en calcium du régime alimentaire par Auto-questionnaire fréquentiel. Rev Rhum; 58: 99-103.

[218] Vuillemin A, Guillemin F, Denis G, Huot J, Jeandel C. (2000) A computer-assisted assessment of lifetime physical activity: reliability and validity of the QUANTAP software. Rev Epidemiol Sante Publique ; 48:157-67.

[219] Ekins RP. (1984) Free hormones in blood: the concept and the measurement. Journal of Clinical Immunoassay; 7:163-80.

[220] Borer KT. (2005) Physical activity in the prevention and amelioration of osteoporosis in women : interaction of mechanical, hormonal and dietary factors. Sports Med; 35:779-830.

[221] Pocock NA, Eisman A, Yeates M G, Sambrook P N, Eberl S. (1986) Physical fitness is a major determinant of femoral neck and lumbar spine bone mineral density. J Clin Invest; 78: 618–621.

[222] Lord SR, Ward JA, Williams P, Zivanovic E. (1996) The effects of a community exercise program on fracture risk factors in older women. Osteoporos Int; 6:361-7.

[223] **National Research Council. Recommended dietary allowances.** (1989) Washington, DC: National Academy Press; 10 : 174-83.

[224] **Yoshimura N, Oka H.** (2006) [Osteoporosis and nutrition: trends of calcium intake and bone mineral densities]. Clin Calcium; 16:103-9.

[225] **Nguyen TV, Center JR, Eisman JA.** (2000) Osteoporosis in elderly men and women: effects of dietary calcium, physical activity, and body mass index. J Bone Miner Res; 15:322-31.

[226] **Henry JM, Kemper Han CG, Saris W H.M, Washburn RA.** (1996) Measuring Physical Activity and Energy Expenditure. Champaign, IL: Human Kinetics; 191.

[227] **Hickey MS, Considine RV, Israël RG, Mahar TL, McCammon MR, Tyndall GL, et al.** (1996) Leptin is related to body fat content in male distance runners. Am J Physiol; 271: 938-40.

[228] **Vandershueren D, Bouillon R.** (1995) Androgens and bone. Calcif Tissue Int; 56:341–6.

[229] **Anderson, F.H., R.M. Francis, and K. Faulkner.** (1996) Androgen supplementation in eugonadal men with osteoporosis: effects of 6 months of treatment on bone mineral density and cardiovascular risk factors. Bone; 18:171–177.

[230] **Hagberg JM, Zmuda JM, McCole SD, Rodgers KS, Ferrell RE, Wilund KR, Moore GE.** (2001) Moderate physical activity is associated with higher bone mineral density in postmenopausal women. J Am Geriatr Soc; 49:1411-7

[231] **Palombaro KM.** (2005) Effects of walking-only interventions on bone mineral density at various skeletal sites: a meta-analysis. J Geriatr Phys Ther; 28:102-7.

[232] **Dorado C, Sanchis Moysi J, Vicente G, Serrano JA, Rodriguez LR, Calbet JA.** (2002) Bone mass, bone mineral density and muscle mass in professional golfers. J Sports Sci; 20:591-7

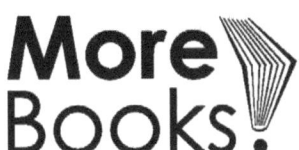
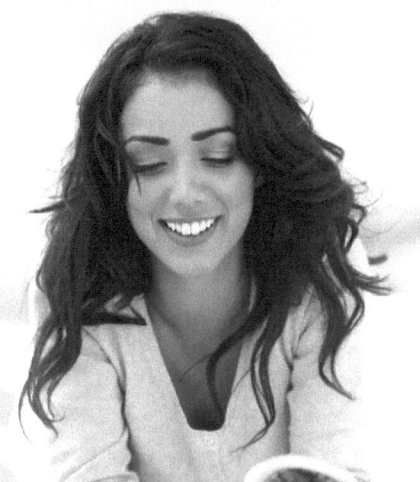

Oui, je veux morebooks!

i want morebooks!

Buy your books fast and straightforward online - at one of the world's fastest growing online book stores! Environmentally sound due to Print-on-Demand technologies.

Buy your books online at
www.get-morebooks.com

Achetez vos livres en ligne, vite et bien, sur l'une des librairies en ligne les plus performantes au monde!
En protégeant nos ressources et notre environnement grâce à l'impression à la demande.

La librairie en ligne pour acheter plus vite
www.morebooks.fr

OmniScriptum Marketing DEU GmbH
Heinrich-Böcking-Str. 6-8
D - 66121 Saarbrücken
Telefax: +49 681 93 81 567-9

info@omniscriptum.de
www.omniscriptum.de

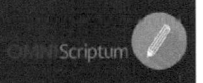

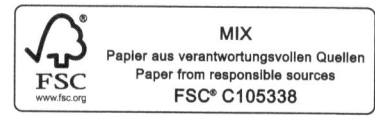

Printed by Books on Demand GmbH, Norderstedt / Germany